KÖNIGS FURT

Zum Buch

Ganzheitliches Heilen war schon Platon ein Anliegen, und heute scheint es jeder zu wissen, daß Körper und Seele miteinander harmonieren müssen, damit der Mensch gesund bleibt. Wie das alles aber zusammenhängt, und was man wirklich tun muß, das weiß der Mensch oft trotzdem nicht so recht. Josef Rattner führt den Leser in einer leicht verständlichen Sprache im ersten Teil des Buches an die Entstehungsgeschichte der Psychosomatik heran und geht im zweiten Teil ausführlich auf die einzelnen Erkrankungen ein. Eines verbindet fast alle Erkrankungen miteinander, nämlich die Notwendigkeit einer psychologischen Aufarbeitung, da körperliches Kranksein, nach Rattner, fast immer Ausdruck einer seelischen Störung oder unbewußten Suche ist.

»Dieses Werk von Josef Rattner, wie alle seine Bücher in einer leicht verständlichen Sprache geschrieben und eher an den Laien als an den Fachmann adressiert, erinnert an das Bemühen von Frauen und Männern, die den Menschen als biographisches Wesen in einer großen Differenziertheit zu begreifen versucht haben.« *Die Welt*

Zum Autor

Josef Rattner, geb. 1928 in Wien, Prof. Dr. med. und phil., der bekannte Tiefenpsychologe und Psychotherapeut, studierte Philosophie, Psychologie und deutsche Literatur in Zürich. Später absolvierte er ein Medizinstudium. Seit 1967 leitet er den Arbeitskreis und das Institut für Tiefenpsychologie, Gruppendynamik und Gruppentherapie in Berlin. Er gilt als Pionier in der psychotherapeutischen Behandlung großer Gruppen und gehört zu den bekanntesten Repräsentanten einer »Humanistischen Psychoanalyse«.
Er hat zahlreiche Bücher über Tiefenpsychologie, Pädagogik und Kulturpsychologie verfaßt. 1999 wurde er mit dem Ehrenkreuz des Landes Österreich ausgezeichnet. Er lebt und arbeitet in Berlin.

Im Königsfurt Verlag ist ebenfalls von ihm erschienen »Ich winselte einmal in der Nacht – Kafka und das Vaterproblem«.

Josef Rattner

Grundlagen ganzheitlicher Heilung

Einführung in die Psychosomatik

Dieses Buch erschien erstmals 1964 im Werner Classen Verlag in Zürich. Für diese Ausgabe hat der Autor das Buch aktualisiert und mit drei neuen Kapiteln versehen. Die Kapitel »Arzt sein heute«, »Patient sein heute und morgen« und »Herzschmerzen« sind dem 1997 im Fischer Verlag in der Reihe Geist und Psyche erschienenen Titel »Medizinische Anthropologie« von Josef Rattner und Gerhard Danzer entnommen. Dieses Buch kann und will keinen Anspruch auf Vollständigkeit erheben. So ist z.B. das Thema »Krebs« nur marginal erwähnt, was daran liegt, daß der Autor sich diesem wichtigen Thema in einer separaten Publikation ausführlich widmen wird.

Aktualisierte Neuausgabe
Königsförde 2000

Copyright für die deutsche Ausgabe
© 2000 by Königsfurt Verlag
D- 24796 Klein Königsförde/Krummwisch
www. koenigsfurt.com

Umschlaggestaltung: Stefan Hose, Eckernförde

Lektorat: Heike Neumann

Satz & Layout: Claudia Schmidt, Kiel
Gesetzt aus der Sabon
Druck- und Bindearbeiten: Clausen & Bosse, Leck

Printed in Germany
auf chlorfrei gebleichtem Papier

ISBN: 3-933939-17-8

Inhalt

Zum Geleit

Die Medizin ist in ein entscheidendes Stadium ihrer Entwicklung
eingetreten. Unter dem Einfluß der tiefenpsychologischen Forschung
beginnen wir zu erkennen, daß Kranksein nicht nur ein körperlicher,
sondern auch ein seelischer Prozeß ist. Damit wird die einseitige
naturwissenschaftliche Orientierung verlassen, die zwar durch große
Erfolge gekrönt wurde, aber im Grunde ein recht enges Konzept der
Krankheit besaß. Ihr Interesse galt hauptsächlich dem kranken
Organ, nicht aber dem *kranken Menschen.* Erst die tiefenpsychologischen Befunde haben uns die Augen geöffnet für die weitreichen-
den seelischen Ursachen des körperlichen Krankseins. Es ist eine
bekannte Tatsache, daß sehr viele Patienten, welche die Ärzte kon-
sultieren, nicht organisch krank sind, sondern an psychisch bedingten Beschwerden leiden. Auch hat die psychosomatische Forschung
eindrücklich bewiesen, daß das körperliche Krankheitsgeschehen im
seelischen Bereich vorbereitet wird; seelische Fehlhaltungen verändern die Organfunktion und schaffen damit die Krankheitsbereitschaft, auf deren Boden dann die krankmachenden Erreger gedeihen
können. Vor allem in chronischen Krankheiten sind fast immer psychische Faktoren im Spiel, so daß die Heilung wesentlich davon
abhängt, ob diese auch in der Therapie berücksichtigt werden.

Die bis dahin nicht beachtete Frage nach der psychischen Ursache
der Krankheit rückt damit in den Vordergrund – nun erscheint uns
Kranksein nicht mehr als ein Zufall, sondern als ein mit der inneren
Lebensgeschichte des Patienten zusammenhängendes Ereignis. Der
Großteil der organischen Erkrankungen erweist sich als *Existenzkri-*

se, die nur mit psychologischen Mitteln erfaßt und behoben werden kann. Der von Arthur Jores geprägte Begriff der »menschlichen Krankheiten« wirft ein helles Licht auf diese Zusammenhänge und lenkt unsere Aufmerksamkeit auf die Beziehungen zwischen Kranksein und menschlicher Lebensproblematik.

Der Verfasser, jahrzehntelang in psychotherapeutischer Praxis tätig, will mit dieser Schrift einen Beitrag zur Erhellung der Psychosomatik leisten. Er bedient sich darin einer sprachlich einfachen Darstellung, damit sich auch der medizinisch und tiefenpsychologisch weniger versierte Leser in diesen Gedankengängen zurechtfinden kann.

Berlin, Herbst 2000

ALLGEMEINER TEIL

»Denn das ist der größte Fehler bei der Behandlung der Krankheiten, daß Leib und Seele allzusehr voneinander getrennt werden, wobei es doch
nicht getrennt werden kann – aber das gerade
übersehen die griechischen Ärzte, und darum entgehen ihnen so viele Krankheiten; sie sehen nämlich niemals das Ganze. Dem Ganzen sollten sie
ihre Sorge zuwenden, denn dort, wo das Ganze
sich übel befindet, kann unmöglich ein Teil
gesund sein.«   (Platon, 427-347 v.Chr.)

Psychosomatische Medizin

Die psychosomatische Medizin ist nur scheinbar das Produkt der neuzeitlichen Entwicklung. In Wirklichkeit liegen ihre Anfänge in den Frühzeiten des ärztlichen Denkens begründet. Immer schon haben die Ärzte vor der Aufgabe gestanden, einen *ganzen Menschen*, der erkrankt ist, zu heilen. Angesichts dieses therapeutischen Problems sind künstliche Unterscheidungen, wie etwa die begriffliche Trennung von »Leib« und »Seele« wenig wichtig; es gilt, auf den Kranken einzugehen und mit allen zur Verfügung stehenden Mitteln seine Genesung anzustreben. Dies versuchten die abergläubischen Epochen der Medizin, die leider auch heute noch nicht ganz überwunden sind, mit magischen Ritualen, welche die »Geister« austreiben sollten; sicherlich wurde dabei in drastischer Weise das Gemüt des Patienten angesprochen und erhielt so auf Umwegen einen heilsamen Auftrieb, der unter Umständen auch die Gesundung bewirkte. Die Techniken des Medizinmannes, in denen der moderne Arzt nur ungern die Vorläufer seiner hochentwickelten Methoden erblicken wird, waren im Grunde eine primitive Psychotherapie, die sich an die Seele wandte, wenn sie den Körper von seinen Gebrechen heilen wollte. Irgendwie liegt im vorwissenschaftlichen Denken die Schlußfolgerung, daß das Seelenleben auf *alles* Einfluß haben könne; noch Aristoteles, dessen Philosophie in scholastischen Abwandlungen das ganze Mittelalter beherrschte, schrieb: »Die Seele ist die erste Entelechie (d. h. zielgerichtetes Entwicklungsvermögen, d. V.) eines natürlichen Körpers, dessen bewegende Kraft sie ist.«

Es soll hier nicht die Rede davon sein, wie sich der »Seelenglau-
ben« in der Medizin im Verlaufe der Jahrhunderte erhalten und
gewandelt hat. Hier sei nur an Paracelsus erinnert, in dessen teilweise aktuell anmutendem Werk krauser Unsinn und tiefsinnige Einsicht seltsam verschmelzen. In seiner Lehre vom »Archeus« als inne-
rem Prinzip gelangt auch er zur aristotelischen Auffassung, die dem
Psychischen den Vorrang über das Physische einräumt. Gemäß dem
Geist seiner Zeit durchsetzt er diese Lehre mit verworrener Phanta-
sterei, die religiös-mystischen Quellen entspringt. Aber er streut
auch in seine Darlegungen Sätze ein, die einen Gipfelpunkt medizinischer Menschenkunde bedeuten. »Darauf merket, daß nichts ist,
da größere Liebe von Herzen gesucht wird, denn in dem Arzt«, ruft
er aus. Ihm schwebt ein Arzt-Typus vor, dem die Weltweisheit nicht
fremd ist: »Es ist ein groß Ding um einen Arzt, der sich einen Arzt
nennt, und ist der Philosophie leer und kann ihr nit.«

Die Epoche der Romantik hat dann aus der Spekulation Systeme
geschaffen, in denen »Liebe« und »Weisheit« einen weit höheren
Rang einnehmen als jegliche wissenschaftliche Bemühung. Die Autoren jener Zeit leiten die Grundzüge der Krankheit von den Prinzi-
≠pien her, die sie ihrer mystisch inspirierten Weltanschauung ent-
nahmen. Erfahrung und darauf gründende Schlußfolgerung gelten
ihnen als »banale Empirie«, der sich ein kühner Denker gar nicht
zuwenden wird. Ihre Übertreibungen mußten notgedrungen zu einer
Gegenbewegung führen, die dem Spekulieren abhold war; so setzt
im 18. Jahrhundert die naturwissenschaftliche Medizin ein, deren
Ausläufer noch gegenwärtig unsere Forschung und Praxis bestimmen.

Der Geist der Aufklärung

Der Auftakt zum wissenschaftlichen Denken in der Medizin ent-
stammt dem »Jahrhundert der Vernunft«. Diese vernunftgläubige
Epoche hat auch hier bewundernswerte Vorarbeiten zur objektiven
Naturauffassung geleistet. Bahnbrechend war vor allem die Kritik
an der Überlieferung und dem Dogmatismus, der jegliche Wahr-
heitssuche als »Ketzerei« anprangerte. Demgegenüber erhebt sich

Anfang des 18. Jahrhunderts der Menschengeist aus den Fesseln abergläubischer Bevormundung. Noch in I. Kants berühmter Formel schwingt der Triumph des geschulten Verstandes über die Dogmen der Vergangenheit mit: »Aufklärung ist das Hervorgehen des Menschen aus seiner selbstverschuldeten Unmündigkeit.« Und weiter: »Wage zu wissen – das ist die Maxime der Aufklärung!«

Wagemut beseelt die Forscher jener Zeit, die darangehen, auch die Probleme des Menschen einer nüchternen Untersuchung zu unterwerfen. Oft mit dem Einsatze ihres Lebens stellen sie Experimente an, auf die die damalige Obrigkeit Verfemung und Verurteilung gesetzt hat. In ihren Schriften, die durch Index und Inquisition bedroht sind, formulieren sie eine wissenschaftliche Menschenkunde, die auch Gesundheit und Krankheit rational abhandelt. *Condillac* (1715-1780), *Helvétius* (1715-1771), *von Holbach* (1723-1789), *Cabanis* (1757-1808) und andere sind die Wegbereiter der modernen Medizin, die heute viel zu wenig bekannt sind. Die »Gegenaufklärung« hat Leben und Werk dieser Männer verleumdet, so daß immer noch die naive Meinung kursiert, die Aufklärung habe seelen- und sinnlose Theorien vertreten.

Wie irrig dieser Standpunkt ist, sei nur an dem Beispiel *Xavier Bichats* (1771-1802) gezeigt, der 1801 in seinen »Recherches physiologiques« schrieb:

»Man sucht in abstrakten Überlegungen nach einer Definition für das Leben; ich glaube, man wird sie in dieser allgemeinen Aussage finden: Das Leben ist die Gesamtheit der Funktionen, die dem Tode widerstehen. Es ist in der Tat die Seinsweise der belebten Körper, daß alles, was sie umgibt, darauf hinzielt, sie zu zerstören. Die unbelebte Natur wirkt unaufhörlich auf sie ein; sie selber üben beständig Wirkungen aufeinander aus; sie würden bald erliegen, wenn sie nicht in sich ein dauerndes Prinzip der Gegenwirkung besäßen. Dieses Prinzip ist das des Lebens; seinem Wesen nach unbekannt, kann es nur in seinen Erscheinungsformen beobachtet werden... «

Mit diesem Ansatz entfernt er sich weit von jedem Spekulieren und setzt die Erfahrung in ihre Rechte ein; dies demonstriert auch seine erstaunlich moderne Lehre von den »Affekten«: »Ich behaupte, daß der Zweck jeder dieser Leidenschaften, die nicht dem animalischen Leben zuzuschreiben sind, darin besteht, eine bestimmte

Veränderung im organischen Leben zu bewirken. Der Zorn beschleunigt die Zirkulation, vermehrt die Herztätigkeit in einem oft dem Anlaß nicht mehr entsprechenden Ausmaß; er beeinflußt vor allem Stärke und Schnelligkeit des Blutkreislaufs. Auch die Freude beeinflußt die Zirkulation, wenn auch weniger auffällig; sie akzentuiert ihre Erscheinungen, beschleunigt sie leicht und lenkt sie zu den Hautorganen. Die Furcht wirkt im umgekehrten Sinne; sie bewirkt eine Schwäche im ganzen Gefäßsystem, die das Blut hindert, die Kapillargefäße zu erreichen und dadurch jene allgemeine Blässe hervorruft, die am ganzen Körper, vor allem aber im Gesicht wahrzunehmen ist. Die Wirkung der Trauer, des Kummers ist ungefähr ähnlich. Der Einfluß der Leidenschaften auf die Zirkulation ist so erheblich, daß sie sogar das Zusammenspiel der betreffenden Organe zum Stillstand bringen können... Wenn auch diese Schwäche nicht zum völligen oder plötzlichen Aufhören der Zirkulation führt, hinterläßt sie doch oft eine dauernde Spur in einzelnen Organen, wodurch diese in der Folge für verschiedene organische Schädigungen zugänglich werden.«

Man würde meinen, daß mit diesen Sätzen bereits der Grundstein zu einer psychosomatischen Krankheitsauffassung gelegt worden sei. Aber *Bichats* Einsichten gerieten in Vergessenheit. Zwar wurde noch in der Mitte des 19. Jahrhunderts der Begriff »Psychosomatik« geprägt, aber unter dem Einfluß der Naturwissenschaften entstand die reine Körper-Medizin, welche den seelischen Vorgängen keine wesentliche Einwirkung auf den Organismus zusprach. Das mechanistische Zeitalter der Heilkunde nahm seinen Lauf.

Der medizinische Materialismus

Schon im Jahre 1748 veröffentlichte der französische Arzt und Philosoph *Lamettrie* sein berühmtes Buch »L'homme machine«, das trotz unzähliger Anfeindungen große Wirkung auf die Zeitgenossen ausübte. Selbstbeobachtung in einer schweren Erkrankung hatte Lamettrie gelehrt, in allen geistigen Erlebnissen den Reflex von Körpervorgängen zu sehen. In der Verallgemeinerung vager Erfahrungen gelangte er zum Schluß, daß »das Gehirn Gedanken ausscheide wie

die Leber die Galle«. Ähnliche Hypothesen vervollständigten das
Gesamtbild einer »Körpermaschine«, bei der die »Seele« nur als ein
Anhängsel erschien: zum Teil auch als eine Spukgestalt, von den
Theologen erfunden, um die Menschen mit Hirngespinsten zu ängstigen. *Lamettrie* war, wie seine Gesinnungsgenossen, ein Idealist,
der für seine Lehren Verfolgung und materielle Not auf sich zu nehmen bereit war; aber seine Theorie leitete eine materialistische Ära
der Medizin ein, die den Organismus nach den Regeln der Mechanik zu deuten unternahm.

Die zweite Hälfte des 19. Jahrhunderts hat dem mechanistischen
Prinzip zur großen Blüte verholfen. Viele Namen wären zu nennen,
um diese heroische Epoche zu charakterisieren, der wir den Großteil
der medizinischen Grundlagenerkenntnis verdanken. Um die Forschungsrichtung des Zeitalters zu kennzeichnen, sei nur ein Gedanke aus der »Einführung in die experimentelle Medizin« (1865)
zitiert, in der *Claude Bernard* schrieb:

»Der lebende Organismus ist nur eine bewundernswerte Maschine, welche die wunderbarsten Eigenschaften besitzt und mit Hilfe
verwickelter, feinster Mechanismen in Bewegung gesetzt wird...«

Die Maschinentheorie des Lebens beherrscht nun Denken und
Handeln in der Medizin. Sie erhält eine weitere Unterstützung durch
die Abstammungslehre von *Charles Darwin* (1809-1895), die endgültig den entwicklungsmäßigen Zusammenhang zwischen Tier und
Mensch festlegt. Das ganze Naturgeschehen scheint nun einheitlich
vom Kausalgesetz beherrscht. In der Annahme der natürlichen Ursachen biologischer Vorgänge figuriert nur noch das körperliche Substrat, indes das Seelische als Rand- und Begleitphänomen wenig
berücksichtigt wird. In der Abwehr gegen weltfremde Spitzfindigkeiten schütten die Forscher »das Kind mit dem Bade aus«; in diesem Sinne muß wohl auch der vielzitierte und oft mißverstandene
Satz von *R. Virchow* verstanden werden, das Schreckgespenst zartbesaiteter Gemüter, welcher lautete: »Ich habe tausend menschliche
Körper seziert und in keinem von ihnen eine Seele gefunden!«

Virchows »Zellularpathologie« war das Fundament der Krankheitslehre im ausgehenden 19. Jahrhundert. Seine naturwissenschaftlichen Konzeptionen galten überall als unumstößlich, und Zitate aus
seinen Werken fehlten in keiner Fachpublikation. Die Zelle als

eigentliche Stätte der Erkrankung war darin der Mittelpunkt ärztlicher Untersuchung; dadurch wurden viele Funde möglich, von denen Virchows Abhandlungen über das Blutbild, die Entzündungen, die Geschwülste usw. Zeugnis ablegen. Aber gerade im Streit mit Robert Koch, der um 1880 durch die Entdeckung des Milzbrand- und des Tuberkelbazillus erstmals die mikroskopisch kleinen, pflanzlichen Krankheitserreger nachwies und damit die Bakteriologie begründete, zeigte sich die Enge und Einseitigkeit seiner Gesinnung, auf die sein eigener Ausspruch zutraf:

»Zu allen Zeiten sind der Entwicklung der Medizin hauptsächlich zwei Hindernisse entgegengetreten: die Autoritäten und die Systeme.«

Neue und großartige Errungenschaften zwangen die Medizin, auch über Virchows Autorität und System hinwegzuschreiten, um der Forschung weitere Horizonte zu eröffnen.

Die Erfolge der naturwissenschaftlichen Medizin

Niemand kann sich darüber hinwegtäuschen, daß die naturwissenschaftliche Methode in der Medizin äußerst fruchtbar gewesen ist. Ihre vielgerühmte Exaktheit hat in der Tat ungezählte Naturgeheimnisse entschleiert und uns Einblick in die verborgensten Strukturen der lebendigen Materie gegeben. Viele Krankheitserreger wurden durch Mikroskop und Elektronenmikroskop identifiziert und als Bakterien, Rickettsien und Viren gezüchtet und in ihrem Lebensverhalten studiert. Durch die Pharmakologie wurden tausendfältige, wirksame Medikamente entwickelt, unter denen etwa die Sulfonamide, das Penicillin, Cortison, die Tuberkulostatika usw. therapeutische Möglichkeiten geschaffen haben, von denen man sich noch vor Jahrzehnten kaum hätte träumen lassen. Die Röntgenstrahlen haben die diagnostischen und therapeutischen Hilfsmittel wesentlich erweitert. Die Biochemie lehrte uns den Stoffwechsel in allen seinen Einzelheiten verstehen und schuf die Ausgangsbasis für eine Lehre von den Stoffwechselkrankheiten, die heute bereits in außerordentlicher Differenziertheit vorliegt. Die Erbforschung machte uns mit

den konstitutionellen Eigentümlichkeiten der Menschen bekannt
und definierte das Wesen der Erbkrankheiten, die dadurch frühzeitig erfaßt und im Sinne einer maßvollen Eugenik (»Erbhygiene«
ohne die durch den Nationalsozialismus propagierten, verblendeten
Rassenmythen) beeinflußt werden können. Auch die Endokrinologie
hat eine stürmische Entwicklung durchgemacht, im Verlaufe derer
sie uns mit der Wirkung der einzelnen Hormone bekanntmachte und
die Wechselwirkungen zwischen hormonalen, nervösen und psychischen Faktoren weitgehend zu klären vermochte. Dramatische
Neuerungen führte die moderne Chirurgie ein, die sich durch die
Verbesserungen der Operationstechnik und der Asepsis wie auch der
Anästhesiologie zu den kühnsten Eingriffen vorwagte, die noch bei
unseren Vätern als absolute Unmöglichkeit gegolten hatten: Herz-
und Hirnchirurgie seien hier nur Exempel für die fortgeschrittene
Technik, die im chirurgischen Operationssaal Jahr für Jahr neue und
kaum vorstellbare Glanzleistungen vollbringt.

Die Liste der naturwissenschaftlichen Erfolge in der Medizin vollständig darzustellen, würde ein großes und für den Einzelnen schwer
zu bewältigendes Anliegen sein. Es ist jedoch vielleicht gar nicht
nötig, diese Ruhmestaten übermäßig zu betonen. Die exaktmedizinische Forschung und Praxis ist sich ihres Wertes wohl bewußt und
sie läuft nur Gefahr, ihre Methoden allzusehr zu verabsolutieren.
Daher ist es nunmehr an der Zeit, darauf hinzuweisen, daß der rein
biologisch orientierten Medizin schwerwiegende Mängel anhaften.
Fasziniert durch die zähl-, meß- und wägbaren Befunde, durch die
Präzision des Laboratoriums und der Röntgendiagnostik hat sich die
Heilkunde auf die körperlichen Aspekte des Menschseins konzentriert und das Seelische kaum noch berücksichtigt. Die Folge davon
ist ein spürbar anwachsendes Unbehagen bei sich steigernder technischer Perfektion, die drohend das Gespenst einer »Medizin ohne
Seele« heraufbeschwört. Wir wollen diese Gefahr nicht übertreiben,
aber einsichtige Mahner betonen seit Jahrzehnten, daß das Wunderwerk der naturwissenschaftlichen Medizin durch die Einbeziehung
der *Psychologie* allein gekrönt werden kann. Unter dem Leitstern
der Tiefenpsychologie ist eine solche Synthese bereits im Gange; sie
hat zum Aufbau der »psychosomatischen Medizin« Anlaß gegeben,
die heute unser Wissen vom kranken und gesunden Menschen revo-

lutioniert. Es spielt sich hierbei ein säkularer Prozeß ab, den die Verfasser eines psychosomatischen Lehrbuches in folgende Worte gekleidet haben:

»Die letzten hundert Jahre haben den von der anatomischen und Zellular-Pathologie ausgehenden und zur Bakteriologie und ihren großen Entdeckungen sich erweiternden Strukturbegriff in der Medizin erlebt. Danach kam die Periode der organischen Chemie und des Metabolismus, die zu der so fruchtbaren Endokrinologie führten. Wir klopfen gerade erst an die Tür der psychologischen Medizin, die zweifellos eine ebenso bedeutungsvolle Ära eröffnet.«

So kündigt sich eine neue Synthese an, und die ganze Medizin neigt sich der Psychosomatik zu. Dementsprechend werden die kommenden medizinischen Abhandlungen, wie *Karl Menninger* voraussagte, systematische Untersuchungen über die Bedeutung der äußeren Faktoren der Umwelt wie der inneren, emotionellen Faktoren bei der Verursachung aller Krankheiten zum Gegenstand haben. Solche Studien können zu einem besseren Verständnis des Menschen als dem Produkt physikalischer, chemischer, psychologischer und sozialer Kräfte führen.

»Die Medizin erlebte ihre erste Blütezeit am Seziertisch. Setzen wir die Erforschung des Menschen fort, indem wir ihn nicht nur als einen anatomischen und physiologischen Mechanismus, sondern als ein Wesen betrachten, das von Liebe und Haß beherrscht wird, Trieben und Leidenschaften, die imstande sind, in seiner Seele wie in seinem Körper Störungen hervorzurufen.« (*Weiss, English*, Psychosomatic Medicine.)

Der Beitrag der Tiefenpsychologie

Inmitten der Vorherrschaft der mechanistischen Medizin bereitete sich die Wandlung vor, die zur Entwicklung der psychosomatischen Wissenschaft führen sollte. Erste Anstöße zur Einbeziehung psychologischer Gesichtspunkte boten die Hysterieforschung und die Hypnose. Die Hysterie mit ihren Symptomen der Lähmungen, Störungen der Sinnesorgane und Krampfanfällen stand im Brennpunkt der sensationellen Untersuchungen, die *Charcot* um 1880 in der Pariser Salpêtrière durchführte. Der bedeutende französische Arzt war noch der Meinung, daß die hysterischen Patienten »Degenerierte« seien, die an einem unbekannten Hirnschaden litten. Zweifel an dieser Auffassung brachte der junge *Sigmund Freud* mit, der durch den Ruf des Meisters nach Paris gelockt wurde und in der unmittelbaren Umgebung Charcots die Hysterie und später in Nancy auch die Hypnose und Suggestion studierte.

Das Rätsel der hysterischen Symptomatik war, wie Freud bald bemerkte, durch die Annahme anatomischer oder degenerativer Veränderungen in der Hirnsubstanz nicht zu lösen. Wenn man etwa die Lähmungen einer hysterischen Patientin überblickte, so wurde bald offenkundig, daß deren Lokalisation im Hirn außerordentliche Mühe bereiten würde. Freud schien es viel eher so zu sein, daß die Vorstellungswelt der Hysterika an der Ausbildung ihrer Symptome mitbeteiligt sein müsse. Dies ließ auch erklären, wieso sich diese Symptomatik unter Umständen durch suggestive Beeinflussung mildern oder gar ganz beheben ließ. Im berühmten »Fall Anna« aus dem Jahre 1895 berichteten Freud und *Breuer* erstmals von einem hypnotisch behandelten Fall von Hysterie, dessen *psychische Ursachen* sie aufzudecken vermocht hatten.

Die beiden Autoren vertraten hierbei die Auffassung, daß sich die Erkrankung und ihre Symptome aus der Lebensgeschichte der Patientin verstehen ließen. Sie postulierten in der Vorgeschichte der Krankheit ein seelisches Trauma (Verletzung), welches das Gemüt der jungen Patientin derart aufgewühlt hatte, daß es zum krankheitsauslösenden Faktor werden konnte. Dabei waren es nicht nur äußere Umstände, die den krankhaften Seelenzustand herbeigeführt hatten; man stellte sich vor, daß die Erlebnisse bei der Patientin Affekte und Triebwünsche erregt hatten, die sie mit ihrem Gewissen und ihren Moralvorstellungen nicht in Einklang zu bringen wußte. Diese psychischen Regungen wurden daher verdrängt und in den Körper abgeleitet, wo sie als hysterische Symptome zum Vorschein kamen. Freud und Breuer sprachen in diesem Zusammenhang von »Konversion« und hielten es für möglich, daß psychische Energien, denen aus irgendwelchen Gründen die »Abreaktion« versagt blieb, in körperliche Symptomatik umgesetzt werden konnten. Der »eingeklemmte Affekt« führte sozusagen zur pathologischen Körperreaktion; diese stellte sinnbildlich den Triebwunsch dar, den die Patientin in ihren Gewissensängsten unterdrückt hatte. Die Mutmaßung ging dahin, vor allem sexuelle Motive in dieser sogenannten »Verdrängung« anzunehmen, denn die Symptome der Hysterika waren tatsächlich häufig genug eine symbolische Darstellung von erotischen Situationen. Die Freud-Breuersche Behandlung setzte sich zum Ziel, mit Hilfe der Hypnose der Patientin die verdrängten traumatischen Erlebnisse in Erinnerung zu rufen und dadurch den ins Körperliche abgedrängten Affekt zur Abreaktion zu bringen und ihn damit wiederum psychisch »verfügbar« zu machen; dies wurde Katharsis oder »Seelenreinigung« genannt, in Anlehnung an die Lehre des Aristoteles, der dem Drama seelenreinigende Wirkung zusprach, indem es die Psyche von den Affekten der Furcht und des Mitleids befreie. Die Katharsis war der Vorläufer der Psychoanalyse.

Die Grundlegung der Psychoanalyse

Von diesem Punkte aus wurde das weitläufige Gebäude der psychoanalytischen Theorie und Praxis aufgebaut. Freud widmete sich weiterhin der Behandlung hysterischer Patienten, wobei er die hypnoti-
sche Behandlungstechnik bald durch die sogenannte »freie Assoziation« ersetzte. Er ließ seine Patienten auf einem Diwan in entspann-
ter Haltung liegen und forderte sie auf, sich einfach ihrem Gedan-
kenstrom zu überlassen und freimütig alles zu äußern, was ihnen
einfiel. Der hinter dem Patienten sitzende Arzt verfolgte aufmerksam
dessen Gedankengang, aus dem er die Probleme und Konflikte zu
entnehmen versuchte, von denen die Erkrankung ausgegangen war.
Wegleitend für diese Methode war Freuds von Bernheim in Nancy
übernommene Überzeugung, daß alles, was dem Patienten unbewußt war, durch bewußte Bemühung ins Bewußtsein zurückgerufen
werden konnte. Deutung der Einfälle und deren Zurückführung auf
»verdrängte Erlebnisse« wurden zum Heilmittel einer Krankheit: ein
unerhörtes Novum in der Medizin der Jahrhundertwende, wo erstmals das immaterielle Medikament des *Wortes* seinen Rang in der
wissenschaftlichen Heilkunde erhielt.

Über die weitere Entwicklung der Psychoanalyse können hier nur
Andeutungen vermittelt werden. Im Verlaufe seiner Forschungen
stieß Freud bekanntlich auf das Phänomen der »Fehlleistungen«,
denen er seine nächste größere Schrift widmete. In der »Psychopa-
thologie des Alltagslebens« (1898) zeigte er eindrücklich, daß auch
so scheinbar belanglose und unverständliche psychische Funktionsstörungen wie etwa das Vergessen, Verlegen, Verschreiben, Verspre-
chen usw. einen wohldefinierten Sinn haben, wenn es gelingt, deren
unbewußtes Motiv zu erraten. Danach vergißt man leichthin Menschen, Gegenstände oder Aufgaben, denen gegenüber man einen
negativen Affekt empfindet. Man verlegt Briefe, deren Absendung
man ohnehin nur »mit halbem Herzen« geplant hat. Man ver-
schreibt sich in einem Text, wenn das beabsichtigte Wort an einen
anderen Gedanken erinnert, den man innerlich verdrängt hat und
der sich dann in der »Fehlhandlung« durchsetzt. Man verspricht
sich schließlich in einem Gespräch, wenn man etwas sagen wollte,

das man weder als statthaft noch als ratsam empfand; seit jeher hat
die Weisheit des Volkes in solchen Zufallsäußerungen die Anzeichen
einer unbewußten *Absicht* vermutet. Freuds geistreiches Büchlein
erhält seine Bedeutung aus dem Belegmaterial, mit dem es den ungeheuren Einfluß halb- oder unbewußter Seelenregungen auf unser
Verhalten zeigt.

Dies wurde noch grandioser bewiesen durch die Analyse von
Träumen in Freuds »Traumdeutung« (1900). Hier liegt wohl Freuds
größter und eigenständiger Beitrag zur wissenschaftlichen Seelen-
kunde. Als Erster in der Geschichte des menschlichen Denkens vermochte er systematisch den geheimen Sinn des Traumlebens zu enträtseln. Er fand in den Träumen »Wunscherfüllungen«, das heißt
das Wiederaufleben uralter Kinderwünsche und -ängste, die durch
irgendwelche Erlebnisse aus den unbewußten Tiefen der Persönlichkeit aufgescheucht werden und dann während des Schlafes die ihnen
einstmals versagte Erfüllung suchen. Deutung eines Traumes sollte
dann heißen, die archaische Bildersprache seiner erinnerten Bruch-
stücke in bewußte Erkenntnis umzuwandeln: Dabei sollte ein Einblick in die unbewußte Struktur des Träumers gewonnen werden.
Freud nannte den Traum einen Königsweg zur Erforschung des
Unbewußten im Seelenleben. Er empfahl die ausgiebige Verwen-
dung von Traumdeutungen in der Therapie seelischer Krankheiten
gemäß den Richtlinien, die er in seinem grundlegenden Werk ange-
geben hat. Wiewohl heute die Wichtigkeit der Traumdeutung in der
Psychotherapie nicht mehr so hoch eingeschätzt und das uferlose
Besprechen von Traumfragmenten als ein zeitverschwendender Irr-
weg in seelenheilkundlichen Bemühungen angesehen wird, kann
man nicht umhin, in Freuds »Traumdeutung« die an tiefgründigen
Motiven reiche Ouvertüre der tiefenpsychologischen Forschung
anzuerkennen.

Einen weiteren Schritt in der psychoanalytischen Theorienbildung
brachten die »Drei Abhandlungen über Sexualtheorie« (1905). Hier
wurde die Lehre von der kindlichen Sexualentwicklung eingeführt,
die Aufteilung des Sexualtriebes in verschiedene Teiltriebe, die zur
Erklärung von Perversionen, Neurosen und Charakterdeformatio-
nen herangezogen wurden. Es ist hier nicht der Ort, auf diese heute
großenteils überholten Konzeptionen einzugehen. Sie bedeuteten,

geschichtlich gesehen, einen »wertvollen Irrtum«, der den Weg zu einem psychologischen Verständnis aller psychopathologischen Befunde frei machte.

Alfred Adler: Die Organminderwertigkeit

Im Jahre 1907 veröffentlichte *Alfred Adler* seine »Studie über die Minderwertigkeit von Organen«, deren Ausgangspunkt ein medizinisch-biologisches Problem ist. Bei der Untersuchung von Krankheitsursachen gelangte Adler dazu, neben dem äußeren Faktor – Infektion, Vergiftungen, Überbeanspruchung usw. – auch den »inneren« einer ursprünglichen Organminderwertigkeit namhaft zu machen. Er ging von der pathologisch-anatomischen Voraussetzung aus, daß die Wertigkeit der Organe sehr verschieden ist: neben gesunden und vollwertigen Organen gibt es im Organismus häufig solche, die als »minderwertig« bezeichnet werden müssen. Diese Minderwertigkeit zeigt sich in Anomalien der Lage, Form oder Funktion. Sie bedeutet neben funktionellen Eigentümlichkeiten zumeist eine erhöhte Anfälligkeit für Krankheiten, die sich an diesem Ort des geringsten Widerstandes zu lokalisieren pflegen.

Adlers »Studie« zeigt den Zusammenhang zwischen Organminderwertigkeit und Lebensschicksal an Hand einer großen Kasuistik auf. Sie legt auch Wert darauf, die Vererbung zu berücksichtigen; nach Adlers These vererben sich spezifische Organminderwertigkeiten, so daß man über ganze Stammbäume hinweg die Anfälligkeit eines bestimmten Organs oder Organsystems nachweisen kann. Die primäre Organschwäche jedoch muß nicht immer zu Ausfallserscheinungen führen; Funktionsstörung oder Krankheit tritt erst dann auf, wenn der Organismus erhöhten Ansprüchen unterliegt und die vom Leben geforderte Anpassungsleistung vom minderwertigen Organ nicht bewältigt werden kann.

Organminderwertigkeiten stellen eine erhebliche Erschwerung für den von ihnen betroffenen Organismus dar. Der Kampf um die Selbstbehauptung, der unmittelbar nach der Geburt entbrennt, muß notwendigerweise das minderwertige Organ stärker und nachhaltiger betreffen. Es erhebt sich nun die Frage, wie der Organismus dieser Schwierigkeiten Herr zu werden versucht. Adler knüpfte an die Beobachtung an, daß der Organismus die Fähigkeit zur Kompensation besitzt. In seinem Wachstums- und Entwicklungsprozeß ist er in der Lage, angeborene oder erworbene Mängel kompensatorisch auszugleichen. Es gibt viele Beispiele dafür, daß solche Organschwächen durch die Gesamtleistung des Organismus geschont oder gar überkompensiert werden.

Minderwertige Organe sind nun nach Adler je nach der Kompensationsfähigkeit des Organismus Orte der Krankheitsbereitschaft, der Kompensation oder der Überkompensation. Unter ungünstigen Bedingungen bleiben sie zeitlebens hinter dem durchschnittlichen Funktionswert zurück; in günstigen Fällen macht die Kompensationsbestrebung beim »Normalwert« nicht halt und bewirkt unter Zuhilfenahme erhöhter psychischer Anspannung eine Leistungsfähigkeit, die dem normalen Organ versagt ist. Diese Theorie der Überkompensation bildete für Adlers früheste Lehre den Schlüssel zum Verständnis hervorragender kultureller Tätigkeit, vor allem in den Gebieten von Kunst und Wissenschaft. Der kompensierte Organmangel erscheint so als Träger der fortschreitenden Kultur. Adler wies darauf hin, daß große Redner (Demosthenes), Komponisten (Beethoven, Smetana), Maler und Dichter gerade an der Minderwertigkeit jener Organe litten, in deren Betätigung sie ihre Kunst zur Vollendung brachten.

Die Lehre von der Organminderwertigkeit wirft nicht nur ein neues Licht auf das Problem der Begabung, sondern ist auch das eigentliche Fundament der sich später entwickelnden psychosomatischen Medizin. Schon früh hat Adler darauf hingewiesen, daß minderwertige Organe zu »Kinderfehlern« (Bettnässen, Verdauungsschwierigkeiten, Stottern usw.) neigen und daß sie leicht in psychische Erschütterungen einbezogen werden können. Da jeder Affektzustand immer auch sein körperliches Gegenstück hat (Schweißausbruch, Durchfall, Zittern bei Angst zum Beispiel), ist es nicht verwunderlich, daß andauernde psychische Spannungen den Organismus funktionell stören und eventuell minderwertige Organe auffällig werden lassen. In diesen Fällen spricht sich die nervöse Psyche durch das minderwertige Organ aus, gleichsam in einem *Organ-*

dialekt, der die psychische Irritation körperlich demonstriert. Adlers Darlegungen hinsichtlich der Psychogenese solcher Störungen nehmen vieles vorweg, was die Psychosomatik heute teilweise umständlicher erklärt, weil sie sich Adlers Zusammenhangsbetrachtung nicht überall zu eigen gemacht hat. Jedenfalls darf heute die Organminderwertigkeitslehre als erstes Muster einer Ganzheitsmedizin gewürdigt werden, in der leibliche und seelische Ursachen menschlichen Krankseins maßvoll berücksichtigt sind.*

Die psychoanalytische Neurosenlehre

Auf dem Boden seiner Sexualtheorie des Seelenlebens bemühte sich Freud um ein Verständnis der neurotischen Erkrankungen. Für ihn waren die Krankheitserscheinungen »die Sexualbetätigung des Kranken«.

Es ist selbstverständlich, daß die Sexualität hierbei einen ganz anderen Sinn als im üblichen Sprachgebrauch annahm. Sie bedeutete *Lust* in der weitesten Fassung des Wortes und war dementsprechend Ursprung und Ziel der kindlichen Organfunktionen (zum Beispiel Lutschen, Stuhlentleerung oder -verhaltung, Hautreize usw.), der neurotischen Symptomatik und – in sublimierter Form – der künstlerischen und wissenschaftlichen Schöpfungen. Der Freudsche Libido-Begriff ist inzwischen angefochten und als eine energetische Konstruktion erkannt worden.

Auch die Neurose mußte sich dem sexuellen Deutungszwang fügen, mit dem Freud alle seelischen Regungen in Gesundheit und Krankheit seinem Schema einordnete. Das sexuelle Trauma in der Kindheit galt als Grundlage der neurotischen Disposition. Im Zuge der kindlichen Sexualentwicklung kommt es infolge der erzieherischen Bestrebungen zu schmerzlichen Einschränkungen der Triebbefriedigung, die in der Seele des Kindes ihre Spuren hinterlassen. Das Kind gerät in den Zwiespalt von Triebbedürfnis und elterlicher For-

---

* Siehe hierzu auch die Schrift des Verfassers: Individualpsychologie – die Lehre A. Adlers, München 1963 und die Bild-Monographie, die unter dem Titel »Alfred Adler« 1971 erschien.

derung, wobei es seinen Konflikt ins Unbewußte verdrängt. Konsti-
tutionell gesteigerte »Partialtriebe« können solche Konfliktsituationen ebenso heraufbeschwören wie erzieherische Mißgriffe, die allgemein das kindliche Bewußtsein unter Druck setzen und eine Fehlan-
passung erzwingen. Bei der später einsetzenden seelischen Reifung
und Entwicklung bleibt die kompromißhafte Scheinlösung der
infantilen Notlage erhalten und entfaltet aus dem Unbewußten heraus eine unablässige Aktivität, die als psychische Gleichgewichts-
störung imponiert. Vor allem der schlecht bewältigte »Ödipuskom-
plex« soll die Ursache psychopathologischer Erscheinungen sein:
Danach entwickelt das Kind im 5. bis 6. Lebensjahr intensive Riva-
litätsgefühle gegen den gleichgeschlechtlichen Elternteil, die darin
kulminieren, daß es sich mit dem andersgeschlechtlichen zur Partnerschaft vereinigen und gar mit ihm ein Kind zeugen will.

Diese Hypothese, die auch durch allerlei Verklausulierungen nicht
annehmbarer wird, ist oft genug der Kritik unterworfen worden, so
daß sich eine Auseinandersetzung mit ihr an dieser Stelle erübrigt.
Die Psychoanalyse sieht dann in vielen Gefühlsbeziehungen des
Erwachsenen eine »Neuauflage« der Oedipus-Problematik, die in
ungünstig gelagerten Fällen in die seelische Erkrankung ausarten
kann. Der aktuelle Konflikt, ausgelöst durch »Versuchungs- und
Versagungs-Situationen«, wird verstärkt durch Restbestände unver-
arbeiteten Kindheits-Erlebens, wodurch das Bewußtsein schließlich
in Abhängigkeit von infantilen und verdrängten Triebwünschen
gerät: die daraus folgende Behinderung der »Arbeits- und
Genußfähigkeit« ist die *Neurose*. Die Differentialdiagnostik der
Neurosen wird psychoanalytisch von dem Überwiegen bestimmter
»Partialtriebe« oder Persönlichkeitsstrukturen hergeleitet: die Kind-
heitserlebnisse bestimmen den Charakter der Neurose, die immer
mechanistisch als ein Zurückfluten der Sexuallibido (Regression) auf
infantile Befriedigungsmöglichkeiten interpretiert wird.

Ebenfalls überholt ist wohl auch der Freudsche Schematismus der
Aktual- und der Psychoneurosen. Die ersteren wurden als »direkte
Auswirkungen schädlicher Sexualpraktiken« gedeutet, etwa als
Konsequenz von Coitus interruptus, Onanie usw. Dieses Konzept ist
längst verlassen worden wie auch der *Beardsche* Krankheitsbegriff
der Neurasthenie, der ebenfalls von einer vagen Ursache ausging.

Geblieben ist die Lehre von den Psychoneurosen als lebensge-
schichtlich verstehbaren psychischen Erkrankungen, deren Sympto-
matologie in engster Beziehung zu der sie bewirkenden Konfliktsituation steht. Die neurotischen Symptome sind die Art, wie sich der
Kranke mit seinen Problemen auseinandersetzt; besser als »Sexualbetätigung« könnte man sie die »Lebensführung« des Patienten nennen. Der Rückzug auf kindliche Verhaltensmuster erfolgt naturgemäß nicht ohne Not; es ist das Scheitern komplizierterer Anpas-
sungsmechanismen, das den Patienten dazu drängt, sein Leben im
Schutze seiner Neurose einzurichten. Sicher entsteht dabei auch der
»sekundäre Krankheitsgewinn«, indem aus der Tatsache des Krankseins und der damit verbundenen Pflege und Fürsorge von seiten der
Umwelt innerer Gewinn bezogen wird. Aber wir würden auch hier
nicht von einem Vorteil hinsichtlich libidinöser Regungen, sondern
vom Sicherheitsaspekt sprechen: die Krankheit bringt dem Neurotiker Entlastung und Sicherheit in bezug auf drängende Lebensfragen,
und dies ist vielleicht nicht nur der »sekundäre«, sondern auch der
»primäre« Sinn der Neurose.

Es war naheliegend, diese Betrachtungsweise auch auf die organischen Erkrankungen anzuwenden. Freud selbst hat sich allerdings
nur wenig mit der Psychosomatik auseinandergesetzt. Seine Neurosenlehre bot den Wegweiser in die psychosomatische Wissenschaft,
den Weg mußten andere beschreiten. Wir werden in der Folge sehen,
wie naheliegende Erwägungen die Übertragung des lebensgeschichtlichen, *biographischen* Denkens aus der Theorie der psychischen
Krankheiten auf die organischen ermöglichten. Vom psychotherapeutischen Studium der Neurosen bedurfte es nur eines Schrittes, um
auf den psychischen Ursprung auch der Organstörungen zu stoßen.

Individualpsychologie:
Nervöser Charakter und Neurose

Die Deutung der Neurose als Existenzkrise des ganzen Menschen
hat wiederum *Alfred Adler* plastisch beschrieben. Als das Grund-
phänomen der psychischen Erkrankung sah er nicht »Triebschicksa-

le«, sondern den »nervösen Charakter«, das heißt die in der Kindheit erworbene unzulängliche Einstellung zum Leben und zu den
Mitmenschen. Adler stellte bei seelisch kranken Menschen ein
Gefühl der Schwäche und Hilflosigkeit fest, das er unter dem Titel
des »Minderwertigkeitskomplexes« beschrieb. Unglückliche Kindheitseindrücke geben Anlaß zu einer solchen geringen Selbstein-
schätzung, die im Psychischen zu den kompensatorischen Erscheinungen des Ehrgeizes, der Überempfindlichkeit und des überspann-
ten Geltungsstrebens führt. Unter dem Einfluß der daraus erwach-
senden Nervosität leidet die mitmenschliche Verbundenheit
(»Gemeinschaftsgefühl«), so daß sich der Neurotiker im allgemeinen
einsam, unverstanden, isoliert und bedroht fühlt. Folgerichtig entwickelt er daher eine »zögernde Lebenshaltung«, die in der Regel
zur Ängstlichkeit überleitet: *Angst* fehlt niemals im Bilde der Neurose. In tausend Varianten und Verkleidungen bestimmt sie die
Lebensführung des nervösen Menschen, der in den sozial bestimmten Aufgaben des Lebens – Beruf, Liebe und Ehe, Mitmenschlichkeit
überhaupt – nur ein schlechter Mitspieler ist. Allzeit auf Sicherheit
bedacht, beunruhigt ihn die verwirrende Vielfalt lebendiger Verhältnisse, denen er mit seinen aus einer disharmonischen Kindheitssituation mitgebrachten Schablonen und Schematismen nicht zu begegnen weiß. Immer von den Gefahren eines eingebildeten oder realen
Selbstwertverlustes umlauert, ängstigt sich der Nervöse vor allen
möglichen Komplikationen, zu deren Lösung seine mitmenschliche
Verbundenheit und sein Lebensmut nicht ausreichen. Die Neurose
selbst ist der Fehlschlag der nervösen Anpassungsbemühungen, die
bei größerer Bedrängnis eingeleitete Rückzugsbewegung, in der
Lebens- und Arbeitsfähigkeit entscheidend beeinträchtigt sind.

Für *Adler* war die Neurose eine Manifestation von Lebensangst,
die nicht so sehr den äußeren Situationen, als vielmehr den Gefühlen
und Meinungen des nervösen Menschen entspringt. Angst ist sozusagen immer ein »Haltungsverlust«, eintretend vor Problemen,
denen der Mensch sich nicht gewachsen glaubt. Wer in der Kindheit
nicht gelernt hat, Schwierigkeiten zu überwinden – wie vor allem
viele verwöhnte Kinder, die einen Großteil der später neurotischen
Patienten stellen –, erschrickt in psychischen Notlagen und bereitet
sich zu Lösungsversuchen vor, in denen fremde Hilfe eine überra-

gende Rolle spielt. Die sogenannte »Flucht in die Krankheit« ist eine Kompensationsbestrebung des empfindlich gestörten Selbstwertgefühles, das sich von dem als niederdrückend empfundenen Umweltbereich ablöst und im geschützten Raum der Erkrankung sein beruhigendes Asyl findet. In der akut werdenden Lebensunsicherheit wird die Neurose aufgebaut als eine aktive Leistung des Patienten, der damit in einer für ihn tragbar erscheinenden Weise sich mit dem Leben auseinandersetzt. Hierbei wird durch die leidende Gebärde und die Krankheitssymptomatik die Rücksichtnahme der Umgebung unbewußt angestrebt und geradezu erzwungen, indem das Gemeinschaftsgefühl der gesunden oder gesünderen Menschen es nicht zuläßt, daß der Leidende von der Wirklichkeit allzusehr bedrängt wird.

Adlers Konzept sieht also in der Neurose ein Scheitern angesichts der vom Leben gestellten Aufgaben, zu deren Bewältigung eine Gesinnung des »guten Mitspielers« im großen Spiel der sozialen Beziehungen erforderlich ist. Seelische Erkrankung erwächst also aus gestörter mitmenschlicher Bezogenheit. Sie ist Folge einer Isolierung, die aus Angst entsteht und selber wiederum Angst erzeugt. Es gibt keine seelischen Zusammenbrüche aus »heiterem Himmel«: Dem Kundigen wird immer sichtbar, daß der nervöse Patient auf seine Katastrophe hingelebt hat, indem seine Charakterzüge und ängstlich-feindseligen Affekte wenig ins Leben hineinpassen, so daß eines Tages der labile Seelenhaushalt die Erkrankung als einen Ausweg vor den Ansprüchen einer Welt, die Mitarbeit und Mitleben unausweichlich macht, unbewußt bewerkstelligt. Kranksein, möchte man sagen, ist der Lebenskampf unter erleichterten Bedingungen, das heißt unter den Gesichtspunkten der Schonung und Pflegebedürftigkeit, die der seelisch unausgeglichene Mensch unter Umständen als die einzig erträgliche Form seines Zusammenlebens empfindet.

Adlers Psychologie der Persönlichkeit eignet sich besonders gut, die psychosomatische Theorie und Praxis zu fundieren. Leider ist seine Lehre von den Psychosomatikern nicht genügend berücksichtigt worden; fasziniert von den *Freud*schen Konstruktionen, übergaben sie sich der Libido-Mechanik, die nur einen Abglanz des realen Menschseins zu schildern vermag. Und doch liegt alles daran, daß

der Arzt die Krankheit seines Patienten aus dessen gesamter Lebensführung abzuleiten versteht, nicht nur aus dessen »Triebproblema-
tik«. Von Bergmann hat dies treffend ausgedrückt, indem er sagte:
»Das Charakterverhalten ist oft feinster Test veränderter biologischer Situationen, also ein wertvolles klinisches Symptom.« Die Psychosomatik steht und fällt mit der Überzeugung, daß ein Großteil
der Krankheiten »einer Theateraufführung gleichen, bei der die
ersten Akte schon vorbei sind, wenn die Bühnenbeleuchtung
angeht« (Leriche); wenn der Patient beim Arzt erscheint, spielen
schon der dritte und vierte Akt, das heißt die seelischen Funktions-
entgleisungen haben sich bereits in gestörte Organfunktionen, vielleicht auch schon *Organläsionen,* umgesetzt. So gesehen, ist ein ech-
tes Krankheitsverständnis nur mit den biographischen Methoden
der Tiefenpsychologie möglich: Psychosomatik heißt, Entstehung,
Verlauf und Heilung körperlicher Krankheiten unter den Aspekten
der Neurosenlehre zu deuten.

Anfänge und Schulen
der Psychosomatik

»Die Ärzte haben zu allen Zeiten gewußt, daß das Affektleben etwas mit der Krankheit zu tun hat, aber die anatomischen Anschauungen von *Virchow* führten zu einer Trennung von Krankheit und Psyche: Sie verlegten den Sitz der Krankheit in Zell- und Organläsionen. Die Klassifizierung der Krankheiten in bestimmte Kategorien bereitete die Entwicklung der Spezialitäten vor, von denen jede sich mit einem besonderen Organ beschäftigt. Mit den Spezialitäten kam die Einführung der Präzisionsapparate, und die Mechanisierung der Medizin begann. Die Medizin begnügte sich nun mit dem Studium des Organismus, den sie als eine Art physiologischen Mechanismus betrachtete. Beeindruckt durch die Chemie des Blutes, die Elektrokardiographie und andere Forschungsmethoden, berücksichtigte sie das Seelenleben des Kranken nicht mehr. Man meinte, daß eine Beschäftigung mit dem Seelenleben der wissenschaftlichen Forschung weniger würdig sei als die Laboratoriumsuntersuchungen. Man kann diese Periode als das Maschinenzeitalter der Medizin bezeichnen. Niemand kann leugnen, daß in dieser Zeit der Vorherrschaft der Laboratoriumsforschung die Medizin ungeheure Fortschritte gemacht hat: Man muß jedoch zugeben, daß die affektive Seite der Krankheit vollkommen übersehen worden ist.« (*Weiss, English:* Psychosomatic Medicine) Diese Sätze aus dem amerikanischen Standard-Lehrbuch für psychosomatische Medizin beleuchten schlaglichtartig die Situation, wie sie vor dem Anbruch der tiefenpsychologischen und psychosomatischen Ära der gegenwärtigen Medizin bestand. Auf *Freuds* und *Adlers*

Pionierarbeit folgte jedoch bald die Einsicht, daß der Faktor »Psyche« im Organgeschehen eine überragende Bedeutung besitzt. Wenn man ihn ausklammert, erhält man eine künstliche biologische Maschinerie, die auch nicht im Entferntesten einem Menschen ähnelt. Denn der Mensch ist sicherlich nicht durch die organischen Abläufe und Befunde definiert; sein wahres Wesen und seine Lebensproblematik besteht darin, daß er immer und überall um sich selbst weiß und daß jede seiner Lebensäußerungen eine Stellungnahme zu sich selber und zur Umwelt beinhaltet.

Fußend in der Sphäre des Organischen, erhebt sich die menschliche Natur in das Reich der Werte, die ihr zu verwirklichen aufgegeben sind. Dabei eignet ihr eine eigentümliche Unfertigkeit, die die Nötigung zur Selbstverwirklichung mit sich bringt; der Mensch hat die Aufgabe, sich zu dem zu machen, was er sein soll. In diesem Sinne ist er auch ein »geistiges Wesen«: Dies als Freiheit verstanden, mit der er die gegebenen Umstände seiner Körperlichkeit und Umgebung zu überschreiten vermag, um sich zu realisieren. Gesundheit besteht in der produktiven Auseinandersetzung mit dem Leben, im Erlebnis innerer Freiheit und Selbstgestaltung, was immer auch mit geordneten mitmenschlichen Beziehungen zusammenhängt. Nur aus der Einbettung in die Gemeinschaft erwächst dem Menschen jenes Urvertrauen, das ihm die Sicherheit gewährt, durch die er uneingeschränkt über seine Kräfte und Möglichkeiten verfügen kann.

Entbehrt er des mitmenschlichen Haltes, so fühlt er sich isoliert und fällt der Angst anheim, die alle physischen und psychischen Funktionen drosselt. Angst ist die Empfindung innerer Unfreiheit und mangelhafter Selbstverwirklichung, deren destruktive Macht aus dem Psychischen tief ins Organische hineinreicht; auf dem Wege dieses Affektes entgleist die Organfunktion und vermag wohl auf die Dauer Organschäden zu setzen, die schließlich als Krankheit in Erscheinung treten. Erkrankung in psychosomatischer Sicht ist demnach Produkt einer Lebensführung, in der aus verfehlter Übereinstimmung mit sich selbst Selbstverwirklichung, Freiheit und Mitmenschlichkeit geschädigt oder verlorengegangen sind. Wir gelangen hier zu einem Krankheitsbegriff, in dem nicht nur materiell faßbare Krankheitsursachen eine Rolle spielen: Auch Fragen der menschlichen Reife, seelischer Konfliktlagen und eindeuti-

ger oder schwankender »Haltung« fallen ins Gewicht. So läßt sich
etwa der Satz von *Jores* verstehen, der für die mechanistische Medizin ein Skandalon gewesen wäre: »Ein Mensch wird krank, wenn
er gegen seine innere Wahrheit lebt.« Die psychosomatische Forschung hat frühzeitig psychoanalytische und individualpsychologi-
sche Anregungen in dieser Richtung ausgewertet und das menschliche Kranksein unter seinen psychischen und anthropologischen
Aspekten untersucht.

Georg Groddeck: Lehre vom Es

Einer der ersten psychosomatischen Autoren war der deutsche Arzt
und Analytiker *Groddeck*, der bereits 1917 über die »psychische
Bedingtheit und psychoanalytische Behandlung organischer Leiden«
schrieb. Der genialische Mann gehörte zu den entschiedenen Ver-
fechtern der orthodoxen Psychoanalyse, deren gewagteste Hypothesen er um einige Gewagtheiten bereicherte. Ihm verdankt man die
Einführung des Begriffes »Es« für das Unbewußte, den er offenbar
von *Nietzsche* übernommen hat. In seinen Darlegungen nimmt dieses Es gigantische Formen an und erinnert an Schopenhauers »Willen zum Leben«, dem das Bewußtsein restlos ausgeliefert und unter-
tan ist. Unbewußte Mächte beherrschen nach *Groddeck* unser
ganzes Leben in Gesundheit und Krankheit, sie gestalten unser
Schicksal, wobei das Aftergebilde des Bewußtseins sich im Wahn
wiegt, selber Entscheidungen fällen zu können. *Groddeck* lief in seinen Übertreibungen Gefahr, das Psychische in einem Maße auszu-
weiten, daß das Organisch-Körperliche nur noch als dessen Ausdruck erschien; seiner Meinung nach erzählte der Herzfehler »von
Liebe und ihren Verdrängungen, das Magenleiden berichtet von dem
tiefsten der Seele, denn den Sitz der Seele hat das Es in den Bauch
verlegt, der Gebärmutterkrebs spricht von Sünden wider die Mut-
terpflicht und bereuter Wollust, die Syphilis von allzustrenger
Geschlechtsmoral des Es«.

Solche Konstruktionen waren nicht geeignet, eine sachgemäße
psychosomatische Forschungsmethode zu fundieren. Die finale
Absicht, die hier dem organischen Befund unterlegt wurde, artete in

Deutungszwang aus. So sah *Groddeck* in der Akne des Jugendlichen den Zweck, ihn weniger reizvoll erscheinen zu lassen und ihn vor erotischen Gefahren zu schützen; den Frauenkrankheiten schrieb er die unbewußte Absicht zu, die Keuschheit zu bewahren. Sein Panpsychismus äußert sich eindrücklich in folgendem Passus: »Wenn das Es alle Krankheiten wohlüberlegt zu bestimmten Zwecken schafft, wenn die Krankheit eine Funktionsäußerung des Es ist, so gilt jede Behandlung diesem Urheber der Erkrankung, eben dem Es. Ich sage absichtlich »Urheber«, denn für mich ist nicht der Tuberkelbazillus der Urheber der Tuberkulose, sondern das Instrument, mit dessen Hilfe sich das Es tuberkulös macht. Das Es entscheidet darüber, ob eine pathogene Mikrobe wirklich pathogen wird oder nicht...: Das Es entscheidet, ob beim Fallen der Knochen gebrochen wird oder nicht. Und wie das Es die Entscheidung über das Krankwerden hat, so hat es auch die Entscheidung über das Gesundwerden. Denn Gesundsein ist ebenfalls nur eine Ausdrucksweise des Es.«

Weniger extremistisch als *Groddeck* formulierte *Felix Deutsch* im Jahre 1922 die psychosomatischen Probleme in einer Arbeit über »Das Anwendungsgebiet der Psychotherapie in der inneren Medizin«. Im selben Jahr publizierte *Eduardo Weiss* die psychoanalytische Heilung eines Kranken mit Asthma bronchiale. Bald darauf folgten zahlreiche Untersuchungen über die seelischen Ursachen körperlichen Krankseins.

Walter Cannon: Die Weisheit des Körpers

In den Vereinigten Staaten erhielt die Psychosomatik großen Auftrieb durch die Forschungen des Physiologen *Cannon*, der 1929 sein Buch über »*Körperliche Veränderungen bei Hunger, Schmerz, Angst und Wut*« veröffentlichte. *Cannon* ging von Tierexperimenten aus, wobei er seine Versuchstiere in die im Titel seines grundlegenden Werkes erwähnten Situationen brachte. Er fand in diesem Zusammenhang charakteristische Reaktionen, die er mit Recht auf die bei allen Belastungsproben des Organismus einsetzende Ausschüttung

des Hormons Adrenalin aus dem Nebennierenmark ins Blut zurück-
führte. *Cannon* sprach von der sogenannten *Notfallsfunktion* als
einer Anpassung des Körpers an erhöhte Leistungsanforderungen; in
der gesteigerten Aktions- und Alarmbereitschaft spielt der Adrenalin-Mechanismus die Rolle eines Vermittlers, der mannigfaltige Kör-
persymptome auslöst. So werden etwa auch bei Gemütserregungen
via Hormon-Überproduktion Herzaktion und Blutdruck gesteigert;
das Gesicht wird blaß, da sich die Hautgefäße verengen; die glatte
Muskulatur erhält einen erhöhten Tonus, so daß sich etwa die Haare
sträuben, Gänsehaut auftritt und sich die Pupillen erweitern. Magen
und Darm lassen in ihrer Tätigkeit nach, da diese vegetativen Funktionen in Angriff und Abwehr bedeutungslos sind; dafür vertieft sich
die Atmung und vermehrt die Sauerstoffsättigung des Blutes, so daß
allgemein viel mehr Energie für Kampf oder Flucht bereitsteht.
Muskulatur und Nervensystem stellen sich darauf ein, mit größt-
möglichem Einsatz zu handeln, um die Not des Organismus zu
beseitigen.

Der von *Cannon* aufgezeigte Steuerungsmechanismus ist naturgemäß in dauernder Funktionsbereitschaft und kann bei jeder Form
von Belastung pathologische Wirkung erzielen. In einem späteren
Werk über »Die Weisheit des Körpers« hat der bedeutende Physiologe die Regel aufgestellt, daß es dem Körper in allen Belangen
darum geht, die Konstanz seines inneren Milieus (Homöostase) aufrechtzuerhalten. Dieses Gleichgewicht kann sowohl von physischer
wie von psychischer Seite her bedroht werden; aus *Cannons* Lehre
wird es leicht verständlich, daß psychischer Dauerstress ohne weiteres in der Lage ist, somatische Krankheit zu erzeugen. *Cannon* selbst
legte Wert auf die Berücksichtigung des psychischen Faktors wie
etwa folgende Äußerung zeigt:

»Wenn es nicht möglich ist, den Patienten vor den äußeren Ursachen der übermäßigen Erregbarkeit zu schützen – Sorgen, Ängste,
Kummer, Konflikte, Ressentiments –, muß eine seelische Umstellung
versucht werden. Wenn die Ursache der Störung nicht rasch gefunden werden kann, vermag eine Analyse die Entstehungsgeschichte zu
erhellen. Es ist eine interessante Tatsache, daß eine Erklärung,
wodurch die Störung entstanden ist, oft schon genügt, um sie zu
beheben.«

Ebenfalls von der Physiologie gingen die entscheidenden Anregungen aus, mit denen *W. R. Heß* und *H. Selye* die Psychosomatik befruchteten. Der erstere hat durch seine Klarstellung der vegetativen Funktionskreise zahlreiche Tore für eine leib-seelische Zusammenhangsbetrachtung geöffnet: die Streß-Forschung des letzteren ist als »Anpassungssyndrom« berühmt geworden.

Franz Alexander und Flanders Dunbar

F. Alexander gehörte zum Wiener Schülerkreis von *Freud* und wanderte in den dreißiger Jahren in die USA aus, wo er in Chicago ein großangelegtes psychosomatisches Forschungszentrum einrichtete. Seine Schule ist heute in Amerika sehr einflußreich und verfügt über viele Mitarbeiter, die sorgfältige Studien über die psychische Genese der Organkrankheiten durchführen. Diese suchen die seelischen Vorbedingungen spezifischer Organstörungen zu ermitteln, wobei angenommen wird, daß jeder Krankheit eine besonders strukturierte Konfliktlage zugrundeliegt. *Alexander* ist der Auffassung, daß man beim Anhören einer psychologischen Anamnese bereits erkennen kann, welche *somatische* Erkrankung der Patient hat. Dieses Spezifitätsprinzip steht heute noch im Streit der Meinungen, wenngleich bekannt ist, daß geübte psychosomatische Diagnostiker tatsächlich in der Lage sind, aus der Lebensgeschichte eines Kranken die ihnen zuvor unbekannte körperliche Krankheit zu diagnostizieren.

So etwa findet *Alexander* beim Ulkuspatienten eine unbewußte Abhängigkeitshaltung, die dieser vor sich selbst unterdrückt und mitunter durch übermäßige Aktivität verbirgt. Nahrung und Liebesbeweis haben in der Frühkindheit engen Zusammenhang, so daß die Ulkuspersönlichkeit als Erwachsener noch ihre Liebesbedürftigkeit auch darin bekundet, daß sie ständig in Ernährungsbereitschaft lebt, das heißt dauernd Magensäure sezerniert, die die Magenwand oder den Zwölffingerdarm verdaut. Hyperazidität des Magens ist demnach psychisch an unbewußtes Liebesverlangen gebunden. Desgleichen kann latente Aggression, durch das Zusammenleben mit feindlich gesinnten oder auch nur konflikthaft reagierenden Partnern stimuliert, bei mangelhafter Abreaktion die Arteriolen verkrampfen und zur »Hochdruckkrankheit« Anlaß geben. Ebenso haben auch Diabetes, Asthma, Arthritis etc. ihre emotionelle Vorgeschichte, über die *Alexander* ausgezeichnet Aufschluß gibt.

Nicht ganz so zuverlässig sind die Befunde von *Flanders Dunbar*, die jedoch in der Förderung der psychosomatischen Wissenschaft größte Verdienste besitzt. Diese Autorin hat sich nach einer umfassenden medizinischen und psychoanalytischen Ausbildung die Aufgabe gestellt, die psychischen Probleme der Organkranken abzuklären; 1935 erschien ihr 1900 Seiten starkes Werk über »*Emotions and bodily Changes*«. Mit einem erdrückenden Tatsachenmaterial belegt *Dunbar* die These, daß zu den meisten psychosomatischen Krankheiten bestimmte »Persönlichkeitsprofile« gehören, Artungen des Charakters und der Lebenseinstellung, die als erste Krankheitsfaktoren gewürdigt werden müssen. Berühmt wurde ihre Analyse des Unfallpatienten, bei dem sie charakteristische Wesenszüge wie Impulsivität, Aggression und Unbeherrschtheit in allen Lebensbelangen nachweisen konnte; sie gelangte hierbei zum Syndrom einer sogenannten »Unfallkrankheit«, auf deren Boden in psychischen Krisenzuständen der anscheinend von außen kommende Unfall geradezu herbeigezogen wird.

Psychosomatik im deutschen Sprachbereich

In Deutschland wurde die Aufnahme des psychosomatischen Denkens stark verzögert, da der Nationalsozialismus in der Psychoanalyse eine Bedrohung seines »rasseneigentümlichen« Volksethos sah. In der allgemeinen kulturellen Barbarei war die »völkische Wissenschaft« Trumpf, deren Ergebnisse oft banal oder verlogen waren.

Eine »pièce de résistance« bedeutete *H. Schultz-Henckes* Lehre vom »gehemmten Menschen«, die eine glänzende Synthese von Psychoanalyse und Individualpsychologie zuwegebrachte. Der geistvolle Autor vereinigte in eigenständiger Weise die wichtigsten Einsichten der tiefenpsychologischen Schulen, indem er sein System auf einem anthropologischen Fundament aufbaute. Darin sind die »Triebe« in »Antriebe« verwandelt; die sexualmetaphorischen psychoanalytischen Gesichtspunkte der »Oralität« und »Analität« kehren wieder als Probleme des Haben- und Behaltenwollens, wobei das 1951 erschienene »*Lehrbuch der Psychotherapie*« in seinem weitläufigen Konzept nicht nur die neurotischen, sondern auch die psychosomatischen Erkrankungen berücksichtigte.

Aber auch von der inneren Medizin her eröffneten sich Zugänge zur Psychosomatik. *G. von Bergmann* in seiner »*Funktionellen Pathologie*« (1938) trug viel zur Ganzheitsmedizin bei, indem er nachdrücklich auf die fließenden Grenzen zwischen Funktionsstörung und Organkrankheit hinwies. So erklärte er:

»Funktionell krank sein heißt für viele Ärzte noch dasselbe wie »nervös«, der eingebildete Kranke, dem »nichts fehlt«, oder der Psychopath oder der Neurastheniker – solche Vorstellungen sind irreleitend. Wir lehren ein anderes: Die Grenze zwischen »funktionellem« Leiden und »organischer Krankheit ist »aufgehoben.«

Mit diesem teilweise nur programmatischen Hinweis machte *V. von Weizsäcker* ernst, der seine Lebensarbeit der Entwicklung einer anthropologischen Medizin widmete. Philosophisch und wissenschaftlich geschult, begeisterte er sich für die Psychoanalyse, die er in die internistische Praxis einzuführen bemüht war. In seinen zahlreichen Büchern lehrt er »psychophysische Pathologie« oder »soziale Medizin«, wobei er letztere Krankheit als Störung der menschlichen Beziehungen des Einzelnen wie der Sozietät ins Auge faßt. In diesem Sinne äußert er: »Indem man die Aufgaben des Miteinanderlebens sozialpolitisch zu lösen und auf die Ökonomie abzuschieben unternahm, versäumte man in der Medizin die Erforschung des Umganges der Subjekte. Und indem man die Seuchen bekämpfte und die Erbforschung unternahm, übersah man die Pathologie der Familie, der Erziehung. So kommt es dann, daß heute das Eheproblem, die Fortpflanzungsfrage, die Berufsfrage in die Sprechstunde hereinragen, als wären sie da Fremdkörper, obwohl wir nun doch wissen, daß deren Konflikte zur Pathogenese der Tuberkulose, des Ulkus, der Hypertension und der Angina tonsillaris und so weiter gehören wie das Wasser zum Blut und das Eiweiß zur Zelle. Der Umgang des Einen mit dem Andern, der

Wenigen mit den Vielen ist also ein Grundproblem einer anthropologischen Psychosomatik.«

Ähnlich betont er auch, daß die Tiefenpsychologie die Schwester der Organmedizin sei und stellt kategorisch fest: »Die psychosomatische Medizin muß eine *tiefenpsychologische* sein, oder sie wird nicht sein.« Seine konsequente Anwendung psychologischer Überlegungen am Krankenbett führt ihn schließlich zum Postulat, daß die Aufgabe der Medizin nicht nur darin besteht, kranke Körpermaschinen zu reparieren; indem es in jeder Krankheit um den Sinn des Lebens geht, muß der Arzt dem Patienten dessen Existenzkrise deutlich machen und ihn als Menschen und Persönlichkeit heilen. Dieses anthropologische Denken nahm auch Gestalt an in der

Daseinsanalytischen Psychosomatik,

die an die Philosophie *Martin Heideggers* und *Nietzsche* (*»Sein und Zeit«*, 1927) anknüpft. *Heidegger* gibt eine abstrakte Analyse des Menschseins, die im Anschluß an *Kierkegaard* Angst und Tod als Grundbefindlichkeiten der menschlichen Existenz hervorhebt. Sehr schwer verständliche phänomenologische Schilderungen machen den Anschein von Tiefsinn, wenn sie vor allem in der Zergliederung von Wörtern den geheimen Sinn zu enträtseln vorgeben; so etwa leitet *Heidegger* aus der Wortbedeutung »Ek-sistenz« die These ab, daß menschliches Dasein »In-der-Welt-Sein« beinhalte, indem der Mensch »draußen bei den Dingen und Menschen verweilt«. Sorge und Todbewußtsein vervollständigen das düstere Bild, das diese Daseinsanalytik vom Menschen entwirft.

Für die Psychiatrie wurde die Analytik des Daseins bedeutsam, da *L. Binswanger* sie erfolgreich auf das Studium der Gemüts- und Geisteskrankheiten angewendet hat. Man fragt sich jedoch, wenn man diese philosophierenden Essays liest, ob sie in der Heilkunde noch am Platze sind: Ätiologische und therapeutische Fragen werden oft arg vernachlässigt, um nur die »existenzielle Verfassung« der Kranken breit schildern zu können. Sachlicher hat *Medard Boß* die Heideggersche Lehre für Medizin und Psychotherapie fruchtbar gemacht, vor allem in seiner *»Einführung in die psychosomatische Medizin«,* worin sich folgende Sätze finden:

»So ist also des Menschen Leben nie mit einem Gegenstand, sondern bestenfalls mit einem Licht vergleichbar, dessen Schein die Dinge der Welt erhellt... Bestimmt doch immer sein jeweiliges Gestimmtsein zum vornherein die besondere Auswahl, Helligkeit und Tönung seiner Weltbezüge. Ist der Mensch aber im ganzen von Grund auf nie nur ein vorhandener Gegenstand, so kann auch seine Leiblichkeit nicht bloß ein durch eine Epidermis eingegrenzter und an der Oberfläche aufhörender Körperteil sein. Vielmehr ist der menschliche Leib mit seinen sogenannten animalen, vegetativen und hormonalen Einrichtungen stets als eine der menschlichen Existenz selbst unmittelbar angehörende Sphäre zu begreifen, die in der Weise dessen ist, was wir mit dem freilich unvorstellbar gewordenen Begriff des Stofflichen oder Materiellen bezeichnen. Als solcher eigener Bereich des Daseins ist der menschliche Leib zugleich auch eines der Medien, durch die hindurch sich die welterschließenden Lebensbezüge, die die Existenz ausmachen, zum Ausdruck bringen.«

Man erkennt leicht, daß auch hier noch philosophische Anforderungen gestellt werden, die den Zugang zu solchen Texten nicht unbedingt erleichtern. Weniger spekulativ ist das Vorgehen von *Arthur Jores,* der mit seinem Begriff der

»menschlichen Krankheiten«

die vielleicht profundeste und zugleich auch eingängige Grundlegung der Psychosomatik geleistet hat. Darunter versteht *Jores* eine Krankheitsgruppe, in der sich nicht so sehr körperliche Schädigungen als vielmehr die Lebensproblematik des Patienten und sein menschliches Scheitern kundgeben; so zum Beispiel Asthma bronchiale, Hypertonie, Magenulcus, Colitis, Ekzeme, Neurodermitis etc. Solche Krankheiten, die in der Regel chronisch sind, trotzen dem imponierenden Aufgebot moderner Chemotherapeutika; nach *Jores,* der bald zum namhaftesten Sprecher der deutschsprachigen Psychosomatik geworden ist, ist nur die Psychotherapie imstande, einem

derartigen Krankheitsprozeß Einhalt zu gebieten, indem durch die
psychotherapeutischen Aussprachen die den »menschlichen Krankheiten« zugrundeliegende falsche Lebenseinstellung des Patienten
verändert wird. Die bisherige Therapie, die das Psychische vernach-
lässigte, täuschte Arzt und Kranke über die wahre Natur der Probleme hinweg und gab zu Chronifizierungen Anlaß, in denen nicht
nur Zeit und Geld, sondern auch gesundheitliche Werte vergeudet
wurden.

Wir stehen heute am Beginn eines neuen Zeitalters der Medizin, in
dem wieder einmal – wie sich auch *F. Alexander* ausdrückt – »der
kranke Mensch mit seinen Sorgen, Ängsten, Hoffnungen und Ver-
zweiflungen, ein unteilbares Ganzes und nicht mehr ein bloßer Träger von Organen – einer kranken Leber oder eines kranken Herzens
– zum rechtmäßigen Objekt des medizinischen Interesses wird.« Es
ist kein Zweifel, daß die Medizin ihrer neuen und schönen Aufgabe
nur dann wird gerecht werden können, wenn sie die Tiefenpsychologie zu integrieren weiß. Die Zukunft des Arztberufes liegt wohl
auch in der Verfeinerung der technischen und diagnostischen Hilfsmittel, sie wird aber ihre größten Möglichkeiten in der *Menschen-
führung* finden, die das Anliegen einer psychosomatischen Heilkunde ist.

Arzt und Patient
in psychosomatischer Sicht

»Wir sollten wenigstens in jedem wichtigen Falle versuchen, biographische Medizin zu treiben. Das heißt praktisch zunächst: Den Kranken nicht schematisch ausfragen, sondern aushören, ihm ein Ohr bieten, das schweigend aufzunehmen versteht, und wir werden sehen, wie rasch und leicht er oft uns die wichtigsten Verhältnisse seines Lebens, seiner Nöte, seines Werdeganges erzählt. Wir werden alsbald die Krankheit als ein wichtiges Teilstück seinem äußeren und inneren Leben eingefügt sehen, eigentlich als Übergang, Gelenk, Nahtstelle zweier Lebensabschnitte, als Krise oder als Schlußsumme seiner bewußten Erlebnisse, seiner unbewußten Lebensweise verstehen. Das ist es, was wir eigentlich allein ›Anamnese‹ nennen sollten, nicht den Fragebogen nach Erblichkeit, Beschwerden und Symptomen. Dann erfahren wir auf einmal, daß der Gallenanfall nach einer Zurücksetzung, die Angina nach einer erotischen Krise, die Tuberkulose nach einer Liebesenttäuschung eintrat.«

Diese Sätze von *V. v. Weizsäcker* beleuchten eindringlich die Situation, vor die sich heute der Arzt gestellt sieht, wenn er die Krankheit seines Patienten in ihrem Wesen erfassen will. Jedermann weiß, daß die heutige Praxis noch weit davon entfernt ist, in einer solch umfassenden Weise auf die leib-seelischen Gegebenheiten einer Erkrankung einzugehen. Das allgemein vorgebrachte Argument lautet dahingehend, daß der Arzt gar keine Zeit habe, sich in die persönlichen Belange seines Patienten einzulassen. Aber in Wirklichkeit fehlt es vielen Ärzten an tiefenpsychologischen Kenntnissen, da sie diese in ihrem Studiengang, der immer noch auf naturwissenschaftliche

Fächer konzentriert ist, nicht erwerben konnten. Die Fakultativvorlesungen für Psychologie, die gewöhnlich nur von einigen wenigen gehört werden, reichen nicht aus, um später in der Praxis ein psychotherapeutisches Handeln zu ermöglichen.

So ist der Arzt beim gegenwärtigen Stande seiner Ausbildung noch ein hochqualifizierter »Techniker«, der seiner eigentlichen ärztlichen Mission – ein Lehrer in der Kunst des Lebens zu sein – nicht immer zu entsprechen vermag. Die Hoffnung der akademischen Lehrer, die bereits um die Wichtigkeit psychologischen Wissens wußten, richtete sich früher immer auf den »gesunden Menschenverstand«, von dem man annahm, daß er auch für die Probleme des Patienten Rat zu schaffen vermöge. Eine solche Annahme ist sicher fast immer illusorisch. Sie entspringt einer bagatellisierenden Perspektive, die psychische Probleme und Konflikte mit vor-tiefenpsychologischer Naivität betrachtet. Menschliche Lebensschwierigkeiten sind niemals »einfach« und »leicht zu lösen«. Sie sind verwurzelt im Charakter und in der unbewußten Erlebnisstruktur des Betroffenen, so daß sie kaum je durch »gute Ratschläge« beseitigt werden können. Der Arzt, der sich schon die Mühe gibt, mit seinem Patienten ins Gespräch zu kommen, wird allzuoft die Enttäuschung erleben, daß seine wohlgemeinten Vorschläge nicht angenommen werden und daß Therapeut und Patient aneinander vorbeireden. Einen Menschen in psychischer Not zu beraten, ist eine große Kunst, die neben Lebensreife und großer Einfühlungsfähigkeit eine gründliche psychotherapeutische Schulung erfordert.

Kleine Psychotherapie des Hausarztes

Dies muß vor allem betont werden, weil die Meinung nicht zum Verstummen gebracht werden kann, daß auch der Hausarzt neben seiner sonstigen umfangreichen Beschäftigung gelegentlich einmal »mit seinem Patienten sich aussprechen kann«. Gegen solche Aussprachen ist an sich nichts einzuwenden, aber man sollte sie nicht »Psychotherapie« nennen. Wer nicht gründliche tiefenpsychologische Kenntnisse hat, ist kaum in der Lage, mit dem Patienten jene Dimensionen im Gespräch zu berühren, die wesentlich sind. Seine Unterhaltungen werden daher unter Umständen viel Nützliches und Gutes beinhalten, haben aber kaum psychotherapeutischen Effekt.

Unter dem Einfluß der älteren Bewußtseinspsychologie denken wir immer noch zu oberflächlich über die psychische Problematik des Menschen. Noch ist es nicht zum Allgemeingut geworden, in Charakter und Lebensführung die Auswirkung unbewußter Konstellationen zu sehen, die zu diagnostizieren und zu verändern einen außerordentlichen therapeutischen Aufwand benötigt. Die Tiefenpsychologie lehrt uns, daß die Ursprünge der Charakterbildung in der frühen Kindheit liegen. Schon das erste Lebensjahr hat eine gewaltige Tragweite in bezug auf die Strukturierung der Grundstimmung und des Temperamentes eines Menschen; danach folgen die mannigfaltigen Sozialkontakte, in denen das Kind seine Persönlichkeit aufbaut. Ein Großteil der hierbei erworbenen »Haltungen« bleibt unbewußt und wird »zum Auge, mit dem man die Umwelt sieht«; kaum je ist ein Mensch imstande, durch Selbstanalyse seine eigenen inneren Begrenztheiten vollständig zu überwinden, so daß alle seine Erfahrungen und Erlebnisse in jenem Rahmen ablaufen, der durch die Kindheitseindrücke vorgegeben ist.

Dies gilt hauptsächlich für Emotionen und Affekte, die engstens mit der Gesamteinstellung eines Menschen verwoben sind, so daß sie sich niemals isoliert beeinflussen lassen; man ändert Affektstrukturen nur, wenn man die ganze Persönlichkeit wandelt. Daher die ungeheure Hartnäckigkeit, die affektiven Erlebnisweisen anhaftet: Der ungeschulte Beobachter ist erstaunt, wie sich etwa krankhafte Affekte durch ein Leben hin erhalten und mit unermüdlicher Konstanz zu den gleichen, verhängnisvollen Fehlhaltungen führen. Manche Betrachter sind daher zum Schluß gelangt, den Charakter als unveränderlich zu definieren; dies ist ein Irrtum, den die psychotherapeutische Praxis tausendfältig widerlegt hat.

Richtig ist aber, daß die Gefühlsprobleme eines Menschen aus der ihm selbst unverständlichen, unbewußten Charakterbeschaffenheit erwachsen und so lange zwanghaft wirken, bis deren Zusammenhang durch Psychotherapie durchsichtig gemacht worden ist. Hierzu ist aber niemand anders berufen als der Psychologe oder Psychotherapeut vom Fach; es wäre ungerecht, dem Hausarzt zuzumuten, ohne speziell erworbene Sachkenntnis eine derart schwierige Arbeit zu leisten. So wie man Chirurgie nicht dadurch erlernt, daß man selber chirurgischer Patient war oder klinischen Demonstrationen beigewohnt hat, erlangt man auch keine psychotherapeutischen Befähigungen durch eigene Konflikte, Lektüre psychologischer Werke und Besuch entsprechender Vorlesungen; dem Schwierigkeitsgrad nach sind kleine und große Psychotherapie etwa der modernen Herzchirurgie zu vergleichen, Grund genug, sie einzig und allein dem Fachmann zu überlassen.

Die Probleme des Patienten

n seinem Buche »Der Arzt, sein Patient und die Krankheit« (1957) hat *Michael Balint* die Frage aufgeworfen, ob wir heute schon zu einer Analyse des Arzt-Patienten-Verhältnisses fähig sind. Wir haben zwar eine »Pharmakopoe« für die Dosierung und den Gebrauch aller unserer Medikamente; aber für die »Droge Arzt«, die dem Patienten am meisten not tut, bestehen noch keine Rezeptur-Erkenntnisse, und alles ist dem Zufall überlassen. Tatsächlich sucht der Patient den Arzt nicht nur deshalb auf, weil er eine Krankheit »loswerden« will; er kommt, wie *Balint* meint, als ein Mensch mit seiner Not, der dem Arzt »eine Krankheit anbietet«, auf daß ihn dieser betreue. Mit dieser Formel ist wohl in erster Linie der »Problempatient« gemeint, hinter dessen somatischen Symptomen sich psychische Beschwerden aufdecken lassen; es gilt aber auch für die scheinbar rein somatischen Fälle, bei denen man bei einer längeren Behandlungszeit erkennt, daß der Arzt im Vorstellungsbereich des Patienten eine viel größere Rolle spielt als er sich selbst klarmacht.

Nehmen wir einmal die Sprache zur Hilfe, um diese Situation abzuklären. Das Wort »Patient« kommt aus dem Lateinischen und deutet auf Leiden, Erdulden, Ertragen hin. Das Wort »Doktor« heißt ursprünglich der Gelehrte, der Wissende, der Lehrer. Es kommt also ein Leidender zu einem *Lehrer*, von dem er erfahren will, wie er mit seinem Leid, das heißt mit seinem Leben fertig werden soll. Im Sprechzimmer des Arztes, bei den Routineuntersuchungen in der

Klinik (die oft dickleibige Krankengeschichten füllen), bleiben viele
Anliegen des homo patiens unausgesprochen, weil sich kein Ohr findet, das ihm zuzuhören gewillt ist. Man interessiert sich für sein
Blutbild, seine Fieberkurve und seine Röntgenbilder; aber niemand
will von seinen geschäftlichen Schwierigkeiten, von seiner Ehe und
Kindererziehung, von seinen Jugendeindrücken und von seinen vielen Ängsten wissen, die er mehr oder minder bewußt in sich herum-
trägt. Unsere »Leidenden« und »Duldenden« brauchen viel Geduld,
wenn sie im Laufe eines langen Lebens manchen Arzt, manche Therapie und manchen Eingriff über sich ergehen lassen müssen, ohne
daß sie je sachgemäß befragt werden, wo sie »sonst der Schuh
drückt«.

Die Probleme des Arztes

Der Arzt, der dem leidenden Menschen gegenübertritt, hat zwei
Möglichkeiten, therapeutisch auf ihn einzuwirken. Die eine verläuft
auf den Bahnen der traditionellen Organmedizin. Hier wird der Patient »rein sachlich« untersucht, das heißt, er wird zu einer Sache
gemacht, die mit dem Raffinement der modernen diagnostischen
Methoden nach allen Richtungen untersucht werden kann. Auch die
Therapie bleibt ein einfaches Subjekt-Objekt-Verhältnis: Der Arzt
macht die Eingriffe oder Vorschriften, und der Patient befolgt sie
oder stellt sich ihnen anheim. Oft muß der Patient gar nicht wissen,
was mit ihm geschieht. Der Idealfall solcher Behandlungsweisen ist
die Narkose in der Operation, die das Bewußtsein des Patienten ausschaltet, damit der »Chirurg ungestört arbeiten kann«. In allen derartigen Fällen kann der Arzt objektiv und distanziert bleiben, er
kann dem Patienten als Fremder gegenüberstehen, selbst wenn er der
Hausarzt ist; beide Partner einer solchen therapeutischen Situation
verspüren keine Intimität füreinander und verharren im Raum konventionellen Meinungsaustausches, in dem alles »technisch geregelt«
ist. Vielleicht ist dieses Bild etwas extrem gezeichnet, aber es soll zur
Veranschaulichung der ärztlichen Haltungen dienen, die möglich
und realiter auch mit Abwandlungen in der Praxis angetroffen werden.

Dem objektiv bleibenden Techniker-Arzt steht nun der Arzt gegenüber, der sich in das therapeutische Gespräch einläßt. Für ihn ist kühle Distanziertheit weder wünschbar noch nötig. Er muß mit innerer Beteiligung die Probleme des Patienten untersuchen, zwar stete Selbstkontrolle üben, aber sich derart mit seinem Gesprächspartner identifizieren, daß er ihn zutiefst verstehen und begreifen kann. Das ist ungefähr das, was die Psychoanalyse unter dem Titel der »Übertragung« beschrieben hat, sie verstand darunter sowohl die Gefühle, die der Patient auf den Arzt, als auch die Gefühle, die dieser auf den Patienten überträgt. Offenbar ist psychische Beeinflussung eines Menschen nur möglich, wenn dieser den Eindruck empfängt, daß man ihm wohlgeneigt ist und Sympathie für ihn hat. Ein alter Satz lehrt, daß der Glaube der Liebe folgt. In der Psychotherapie und der Heilkunde überhaupt ist Einsichtsvermittlung daran gebunden, daß zwischen dem »Lehrer« und dem »Schüler« ein sehr gutes Vertrauensverhältnis vorherrscht. Es ist wohl eine der Großtaten der Tiefenpsychologie, daß sie uns die Regeln einer ärztlichen Gesprächstechnik geschenkt hat, die uns instand setzt, bewußte und unbewußte psychische Faktoren zur Sprache zu bringen und diese dem Einfluß unverstandener Ängste und Zwänge zu entziehen. Leider läßt sich diese »Technik« nicht so erlernen wie etwa die Deutung von Röntgenbefunden; sie ergibt sich nur jenem, der sich selber dem psychischen Reifungsprozeß unterzogen hat, welcher durch die tiefenpsychologische *Charakteranalyse* eingeleitet wird. Wahrscheinlich wird die Zukunft die Forderung mit sich bringen, daß jeder Arzt – ähnlich wie die Lehrer, die Seelsorger, die Fürsorger und andere Sozialberufe –, der doch in entscheidender Weise mit seiner Persönlichkeit auf andere einwirkt, durch die systematische Selbsterkenntnis der eigenen Psychotherapie hindurchgegangen sein muß. Nur ein Mensch, der sich selbst versteht, kann andere zum Verständnis ihrer selbst führen. Dies wird die vornehmste Aufgabe des Arztes sein, mit Hilfe eines uralten und sehr kostbaren Medikamentes, von dem *Jores* schreibt:

»Die Droge, die der Arzt hierbei anwendet, ist das Wort. Von der Mächtigkeit des Wortes haben wir heutigen Menschen keinen rechten Begriff mehr. Aber gerade der Arzt sollte wissen, daß seine Worte heilen, krank machen, ja, mitunter sogar töten können. Jeder in die-

ser Hinsicht aufmerksame Arzt wird genügend Patienten kennen, die
zu ihm kommen und ihm von Worten berichten, die andere Ärzte
früher gesprochen haben, die heilten oder krank machten, Worte,
die das Leben erhielten oder ständig wie ein Damoklesschwert nun
über ihnen hängen. So ist die Zahl der iatrogenen Kranken – krank
geworden durch ein falsches Wort – viel größer als die meisten Ärzte
wissen. Denken wir doch auch selbst einmal daran, welchen Einfluß
das Wort immer auf uns hat. Wie oft hat ein Wort unserer Eltern
unser ganzes späteres Leben geprägt. Wie hilfreich kann das rechte
Wort zur rechten Zeit sein. etwa aus dem Munde eines wirklichen
Freundes. Welche Bedeutung hat das Wort in unseren Beziehungen
zu unserem Ehepartner, wie kann es hier beglücken, wie vergiften.
Zuweilen lesen wir irgendwo einen Satz, der Einfluß gewinnt auf
unser ganzes künftiges Leben. Es ist ja nicht nur das Wort, nach seinem verständlich aufzufassenden Inhalt, sondern es ist alles das, was
mit und in einem solchen Worte mitschwingt und größte Tiefen in
uns anrührt... Das Wissen um die Mächtigkeit des Wortes ist dem
Arzt, der nur noch an die Mächtigkeit der Gesetze der Chemie und
Physik glaubt, völlig verlorengegangen. Er wird es wieder lernen
müssen, daß sein Wort seine wichtigste Arznei ist!« (*Jores*, Vom
kranken Menschen, S. 23)

Die Zukunft der medizinischen Therapie

Wir leben in einer Epoche des Überganges, in der viele Gefahren
über den Menschen hereinbrechen, denen er kaum zu begegnen
weiß. Der Anbruch des technischen Zeitalters mit seinen unvorstell-
baren Möglichkeiten findet einen Menschentypus vor, der den von
ihm selbst konstruierten Maschinen nicht mehr gewachsen ist. Unsere Hilfsmittel sind uns über den Kopf gewachsen und beginnen zum
Selbstzweck zu werden, wobei niemand weiß, in welche Richtung
der Fortschrittstaumel gelenkt werden soll. Inmitten des zivilisatorischen Hochbetriebes steht der Mensch mit seinen Daseinsnöten und
-ängsten, die ihn heute wie eh und je bedrücken und über seinem
Leben als ein Alpdruck lagern. Unsere Gesellschaftsordnung hat

noch nicht die Voraussetzungen geschaffen, daß die technischen Errungenschaften zur Verringerung des menschlichen Elends und der Armut eingesetzt werden. Ideologische und soziale Gegensätze werden durch kollektive Vorurteile künstlich aufrechterhalten und fügen der natürlichen Misere des Menschengeschlechtes die künstlichen Tragödien des Krieges und der Intoleranz bei. Schon droht der Menschheit das Gespenst einer Selbstvernichtung, die seit dem Bombenabwurf über Hiroshima und Nagasaki eine durchaus reale Gefahr geworden ist; wir haben keinen Anlaß, dem Menschen unserer Tage soviel Ethos zuzumuten, daß er im entscheidenden Moment Skrupel haben wird, diesen einzigartigen Planeten und seine Bewohner in Staub und Asche aufzulösen. Auch müssen wir bedenken, daß die allgemein geschürten Gefühle des Hasses und der Gegensätzlichkeit ihre eigenen Gesetze haben, denen die Politiker, auf dem Strom der Massengunst opportunistisch dahinschwimmend, nicht zu entgehen vermögen. Eine Zuspitzung der internationalen Lage wäre ohne weiteres imstande, in den führenden Cliquen der Völker jene an die Macht zu bringen, bei denen Prestige über der Erhaltung des Lebens steht; denken wir an das bittere Wort von *E. Kretschmer* über die Psychopathen, daß wir sie in Friedenszeiten begutachten, indes sie uns in Krisenzeiten beherrschen!

In einer solchen Zeit kann der Arzt sich nicht auf die somatischen Probleme beschränken. Er möge sich daran erinnern, daß sein Beruf einst mit demjenigen des Priesters identisch war, worin liegt, daß er nicht nur Heilung, sondern auch *Heil* bringen soll. Dies wird er allerdings nur können, wenn er aus seinem Beruf neue und schöpferische Möglichkeiten herausholt, die Nietzsche in seinem Aphorismus angedeutet hat:

»Es gibt keinen Beruf, der eine so hohe Steigerung zuließe, wie der des Arztes. Die höchste geistige Ausbildung eines Arztes ist jetzt nicht erreicht, wenn er die besten neuesten Methoden kennt und jene fliegenden Schlüsse von Wirkungen auf die Ursache zu machen versteht, derentwegen die Diagnostiker berühmt sind. Er muß außerdem eine Beredsamkeit haben, die sich jedem Individuum anpaßt und ihm das Herz aus dem Leibe zieht, eine Männlichkeit, deren Anblick schon den Kleinmut, – den Wurmfraß des Kranken verscheucht, eine Diplomatengeschmeidigkeit im Vermitteln zwischen

solchen, die aus Gesundheitsrücksichten Freude machen müssen und
solchen, welche Freude zu ihrer Genesung nötig haben; die Feinheit
eines Polizeibeamten und Advokaten, die Geheimnisse einer Seele zu
verstehen, ohne sie zu verraten – kurz – ein guter Arzt bedarf jetzt
der Kunstgriffe und Kunstvorrechte aller anderen Berufsklassen; so
ausgerüstet ist er dann imstande, der ganzen Gesellschaft ein Wohl-
täter zu werden durch Vermehrung guter Werke, geistiger Freude,
Fruchtbarkeit, durch Verhütung von bösen Gedanken, Vorsätzen,
Schurkereien, durch Herstellung einer geistig-leiblichen Aristokratie,
durch wohlwollende Abschneidung aller sogenannten Seelenqualen
und Gewissensbisse; so erst wird man sagen können, daß er aus
einem »Medizinmann« ein Heiland wird, und braucht doch keine
Wunder zu tun, hat auch nicht nötig, sich kreuzigen zu lassen.«

SPEZIELLER TEIL

Die psychosomatischen Krankheiten

Der Bluthochdruck

Die essentielle oder idiopathische Hypertonie (Bluthochdruck) ist ein recht häufiges Leiden, deren wichtigstes Symptom ein hoher Blutdruck ist, für den keine organischen Ursachen festgestellt werden können. Seit langem ist bekannt, daß es sich hier um eine Krankheit handelt, in der die Persönlichkeit des Kranken eine große Rolle spielt. Die Psychosomatik hat uns gelehrt, diese Form des Hochdrucks als Reaktion auf Störungen der Erlebnisverarbeitung zu verstehen; die essentielle Hypertonie ist eine »menschliche Krankheit« *(Jores),* das heißt ihr Auftreten ist an spezifisch menschliche Lebens- und Konfliktsituationen gebunden, über die wir heute bereits genügend Bescheid wissen. Noch ist es nicht ganz klar, auf welchem Wege sich seelische Spannungen in das Körpersymptom des hohen Blutdruckes umsetzen: Wir müssen annehmen, daß Fehleinstellungen des vegetativen Nervensystems und Dysfunktion hormonaler Drüsen den Kreislauf »unter Druck« setzen, wobei vermutlich die Wirkungen desselben »Streß« körperliche und seelische Aspekte auslösen können. Das klinische Bild des Hochdruckkranken umfaßt daher etwa folgende Symptomatik:

Der Blutdruck, der normalerweise nach einer Faustregel systolisch = Lebensalter + 100 sein und diastolisch nicht über 90 steigen soll, erreicht stark überhöhte Werte; es stellen sich Kopfschmerzen, Atemnot und Herzklopfen ein; das Gesicht des Kranken rötet sich infolge von Blutfüllung; in späteren Stadien wird die linke Herzkammer erweitert, und die Gefäße, die unter größerer Spannung stehen, verkalken; der anfänglich labile Hochdruck wird mit der Zeit

»fixiert«, das heißt hält sich unverändert in pathologischer Höhe;
der Patient wird schlaflos, müde, nervös; die Sklerose der großen
und kleinen Arterien löst Nierensymptome aus; unter Umständen
bersten die strapazierten Gefäße, und es kommt zu Apoplexie oder
Ernährungsstörungen des Gehirns, deren Prognosen naturgemäß
äußerst ungünstig sind.

Psychische Ursachen der Hypertonie

Es steht heute fest, daß die anfängliche Irritation bei der Hypertonie
im Seelischen liegt. Die tiefenpsychologischen Erfahrungen haben
den Beweis erbracht, daß blutdruckkranke Menschen an inneren
Nöten leiden, die für ihre Krankheit charakteristisch sind. Bei Charakteranalysen solcher Patienten zeigte es sich, daß Entstehung und
Verlauf ihrer Störung weitgehend von emotionellen Faktoren abhängig sind. Man fand, daß der Hochdruckpatient zumeist in intensiver
Opposition zu seiner mitmenschlichen Umgebung lebt und häufig
ängstliche und aggressive Gefühle in sich trägt. Diese Gemütsverfassung, die die Umwelt stets als feindlich erleben läßt, bewirkt andauernde Angespanntheit, die sich unter bestimmten, individuellen
Bedingungen am Kreislaufapparat äußert. Verborgene oder manifeste Aggression scheint die kleineren arteriellen Gefäße spastisch zu
verengen; durch den erhöhten Widerstand wird der Blutdruck in die
Höhe getrieben, damit das Quantum des umlaufenden Blutes sich
nicht verringert. Die psychische Seite desselben Krankheitsprozesses
ist die feindselige Abwehrspannung seelischen Lebens und Erlebens,
welches gleichfalls »unter Druck« gerät und seine Spontaneität verliert. Fast alle essentiell Hochdruckkranken, die tiefenpsychologisch
untersucht wurden, standen in schweren Konflikten mit ihrer familiären oder beruflichen Umwelt und trugen unbewußt ihre psychischen Komplikationen in ihrem Körpergeschehen aus; daher können
sie selten durch medikamentöse Beeinflussung geheilt werden und
bedürfen hauptsächlich der Psychotherapie, durch die sie instand
gesetzt werden, ihre Lebensschwierigkeiten bewußt und verantwortlich zu bewältigen. Auch müssen solche Patienten hinsichtlich ihres

»Lebensstils« umlernen, der häufig durch Gehetztheit und mangelhafte Entspannung ein Korrelat zum übersetzten Blutdruck darstellt – die sogenannte »Managerkrankheit«, die für unsere Zeit so typisch ist, läßt sich von unserer wirtschaftlichen und zivilisatorischen Betriebsamkeit nicht trennen und zeigt Auswirkungen des Zeitgeistes auf die individuelle Psyche, die nur durch ein hohes Maß menschlicher Reife bewältigt werden können. Das Problem der Hochdruckkrankheit, von vielen Ärzten noch als eine reine Medikamentenfrage angesehen, erweist sich bei näherem Zusehen als eine zutiefst humane Problematik, die nur auf dem Wege seelischer Entwicklung, in der Regel eingeleitet und gefördert durch die Psychotherapie, gelöst werden kann.

Charakterstruktur des Hochdruckkranken

Man findet häufig Hochdruckpatienten, die in ihrer psychischen Verfassung Anzeichen des inneren Zwanges zeigen, durch den sie ihre Persönlichkeit massiv unter Druck setzen. Auf Angst und Aggressivität haben wir bereits hingewiesen. Darüber hinaus besitzen sie oft ein lebhaftes und expansives Wesen, das sie zwanghaft niederhalten. Solche vitalen und dennoch gehemmten Menschen wurden mit Recht mit Überdruck-Dampftöpfen verglichen, deren eingesperrte Lebendigkeit sie häufig genug »zum Sieden« bringt, wobei sie meist infolge »übermäßiger Erzogenheit« auf den Ausdruck von Zorn und Wut verzichten. Der unterdrückte Affekt reagiert sich dann im Kreislaufsystem ab, wo er zunächst nur funktionelle, später jedoch auch organische Schäden setzt. Wer mit Hypertonikern gelebt hat, weiß, welche gespannte Atmosphäre sie um sich verbreiten; im Lichte dieser Beobachtung muß denn auch die alte Auffassung von der konstitutionellen Bedingtheit der Hypertonie revidiert werden. Die ältere Forschergeneration, die *Hochdruck-Familien* beschrieb, nahm ohne weiteres an, daß sich die Krankheit oder Krankheitsbereitschaft durch Vererbung übertrug; sie übersah, wie auch bei den Neurosen und Psychosen, die Möglichkeit, daß kranke Eltern durch ihre Haltung, Lebenseinstellung und Erzie-

hungsmethoden psychische Dispositionen an die Kinder weiterge-
ben, die ohne jede Heredität in Familien »Krankheitstradition«
erzeugen können. Wir neigen heute dazu, diesen früher unbeachtet
gebliebenen »lebensgeschichtlichen« Faktoren mehr Bedeutung bei-
zumessen als der nebulosen »Konstitution«, die uns bei derartigen
psychosomatischen Leiden als Erklärung zumeist unbefriedigt läßt.

Übertriebene Gewissenhaftigkeit, Jähzorn, ruheloser Ehrgeiz,
unglückliche Ehesituation, Neid, Haß, Eifersucht usw. können über
das vegetative Nervensystem den Blutdruck in die Höhe schnellen
lassen. Das Typische im Leben der hiervon betroffenen Menschen ist
jedoch fast immer der heftige, zugleich aber auch unterdrückte
feindselige Affekt, mit dem sie auf ihre menschliche Umgebung reagieren. Sie nehmen gleichsam innerlich Anlauf zu einem Angriff, den
sie nicht oder nur teilweise auslösen; die unausgelebte Anspannung
oder Aggressivität stört die Kreislauffunktion, die durch die innere
Verkrampfung entgleist.

Therapeutische Schlußfolgerungen

Die Heilung der Hypertonie, deren Ursachen im Psychischen liegen,
muß sich notwendigerweise in erster Linie der psychotherapeutischen Methode bedienen:

Die an sich recht wertvollen Heilmittel, die es heute bereits gibt,
können keine menschlichen Konflikte oder Fehlhaltungen beseitigen
und wirken demgemäß bestenfalls als »Tranquilizer«, als Beruhi-
gungspille. Sie täuschen jedoch, wenn sie erfolgreich scheinen, Arzt
und Patient über die tiefere Problematik des Leidens hinweg, das
nach therapeutischen Anfangserfolgen bei psychischen Belastungen
zumeist wiederkehrt und dann die chronische Form annimmt. Aus
diesem Grunde ist es ein Verschleiß an Geld und gesundheitlichem
Gut, wenn der essentielle Hypertoniker nur medikamentös behandelt wird: er soll vielmehr möglichst bald der psychotherapeutischen
Behandlung zugeführt werden, die seine Krankheit nicht nur symptomatisch, sondern grundlegend erfassen kann. Die Erfahrungen in
der Psychotherapie hypertoner Patienten sind, sofern sie in den

Anfangsstadien des Leidens einsetzen kann, äußerst ermutigend: die psychosomatische Medizin hat uns auch hier gelehrt, nicht ein Organ oder Organsystem, sondern einen *kranken Menschen* zu heilen.

Herzschmerzen

Viele von uns sind wahrscheinlich bereits in ihrer Kinderstube zum erstenmal mit dem Thema dieses Kapitels konfrontiert worden. Im Märchen der Brüder Grimm über *Den Froschkönig* oder *Den eisernen Heinrich* nämlich wird detailliert die Symptomatik und Bedeutung von Angina pectoris, von Engegefühlen des Brustraums und von Herzschmerzen also, geschildert. Der eiserne Heinrich ließ sich aus Kummer über die Verwandlung seines Herrn in einen Frosch drei eiserne Bande um sein Herz schmieden, damit es ihm, wie es im Märchen heißt, nicht vor Weh und Traurigkeit zerspränge. Und erst im Augenblick der Freude über die Rückverwandlung seines Herrn lösten sich die eisernen Bande. Laut Brüder Grimm soll dabei »lautes Krachen« zu vernehmen gewesen sein.

Im folgenden wollen wir uns dem Herzschmerz oder dieser »eisernen Bande« um das Herz, der Angina pectoris, weder märchenhaft noch naturwissenschaftlich widmen. Obwohl wir inzwischen recht genau die Mechanismen kennen, die zu Durchblutungsstörungen am Herzen führen können, haben wir die dabei auftretenden Schmerzen, die wir meist als Folge dieser Durchblutungsstörung interpretieren, in ihrer Genese auf der medizinischbiologischen Ebene immer noch nicht ganz verstanden.

Im Vordergrund sollen deshalb an dieser Stelle vorrangig psychosomatische und anthropologische Überlegungen zum Wesen, zur Funktion und zur Erkrankung des von Aristoteles als Zentralorgan des Menschen titulierten Herzens stehen. Und weil der Herzschmerz das führende Symptom des Herzinfarktes ist, wird – ausgehend von diversen Fallgeschichten – diese Herzerkrankung ebenfalls Berücksichtigung finden. Dabei ist es wichtig, nie aus dem Blick zu verlieren, daß der psychosoziale Hintergrund und die anthropologischen Bedeutungen von Herzschmerzen von Patient zu Patient sehr unterschiedlich sein können. Wie bei anderen Symptomen und Erkrankungen auch, müssen wir bei Störungen und Schmerzen des Herzens immer den je individuellen Bedeutungsgehalt eruieren, um dem einzelnen Patienten gerecht zu werden.

»Der Schmerz war dumpf. Eigentlich sehr sanft, doch es war etwas Seltsames an ihm; er begann in der Höhe des Brustbeins, schien aber nirgends zu enden. Der Schmerz war sanft, breitete sich aber im ganzen Körper aus. Ich meinte, mich sofort hinlegen zu müssen.«[*]

Mit diesen Worten hat vor einigen Jahren Jan Kott, der bekannte polnische Theatermann und Shakespeare-Kenner, seine Empfindungen, Gefühle, Ängste und Beobachtungen beim Erlebnis seines eigenen Herzinfarktes beschrieben. Kott hat dieses Ereignis überlebt; gleichwohl hatte ihm diese Erkrankung, dieser »dumpfe und sanfte Schmerz«, die Erfahrungen von Todesangst, von existentieller Bedrohung und Nacktheit des eigenen Daseins vermittelt.

Mit seinem Essay über sein Herzleiden führt uns Jan Kott ins Zentrum unserer Thematik: zum Schmerz, der bisweilen – wie bei ihm in Höhe des Brustbeins beginnt und sich dumpf und sanft über den gesamten Körper hin ausbreitet; zu einem Schmerz, der von vielen nur als Übelkeit bereitender Druck, von anderen wieder als stechend und bohrend, als vernichtend und auslöschend, als ringförmig und einengend »wie ein eisernes Band« beschrieben wird, zu einem Schmerz schließlich, den Hunderttausende in diesem Land schon erlebt haben und der für manche tatsächlich zum Vorboten einer ernsthaften und bisweilen bedrohlichen Erkrankung wurde.

Doch nicht nur weil Herzschmerzen und die sich eventuell dahinter verbergenden Erkrankungen des Herz-Kreislauf-Systems immer noch die Todesursache Nummer eins in vielen zivilisierten Ländern darstellen, beschäftigen wir uns mit ihnen und ihrer Symptomatik. Das Herz und seine Schmerzen bedeuten in vielen Kulturen und seit Jahrhunderten weit mehr als ein nur biologisches Faktum; oftmals

---

[*] Kott, J.: Der Herzinfarkt, in: das Gedächtnis des Körpers, Berlin 1990

wurden sie zu Bedeutungs- und Symbolträgern wichtiger Bereiche
der menschlichen Existenz und zu Metaphern des Daseins.

Auf eben jene Sinn- und Bedeutungsschicht aber zielen die folgenden Überlegungen ab. Anhand von zwei Fallgeschichten werden wir
den unterschiedlichen Metapherngehalten des Herzens und seiner
Schmerzen nachgehen.

Das Herz als autonomes und metrisches Organ

Anders als für uns, die wir das Gehirn als das gewichtigste, rätsel-
hafteste und zentralste Organ unseres Körpers zu betrachten
gewohnt sind, galt in der Antike das Herz als das Zentrum der leibhaftigen Existenz. Als Sitz der Seele und des Gemüts, als Ursprungs-
ort vor allem von Liebesgefühlen, aber auch als dauernd pulsieren-
de Lebensquelle. Der Volksmund kennt auch heute noch viele
sprichwörtliche Wendungen, in denen es um das Herz als Zentrum
einer Person und als Beschreibung einer Situation geht. So rutscht
dem einen sein Herz in die Hose, dem anderen schlägt es bis zum
Halse. Einer schüttet sein Herz aus, wohingegen der andere es sicher
verschließt. Bisweilen sind wir halbherzig bei einer Sache, und in
anderen Situationen sind wir mit ganzem Herzen dabei. Uns rühren
die Herzensangelegenheiten schüchterner Internatstöchter an, und
im Gefolge kommt es nicht selten zu harmlosen Rhythmusstörungen, wenn das Herz im Dreivierteltakt schlägt.

In vielen Kulturen werden mit dem Organ des Herzens die Themen
der Liebe, des Eros und der Gefühle ganz allgemein eng verknüpft.
Und da Gefühle ein zentrales »agens movens« darstellen, die Welt in
ihrer Vielfalt und Schönheit wahrzunehmen und zu erobern, verwenden viele das Herz auch als Symbol für die (geglückten) Bezüge eines
Menschen zu seiner Umwelt. So dichtete Goethe in den Zahmen Xeni-
en (1827):

Nur wenn das Herz erschlossen,
Dann ist die Erde schön.
Du standest so verdrossen,
Und wußtest nicht zu sehn.*

Das Herz scheint somit vom Sinn- und Metapherngehalt her ein reichhaltig »determiniertes« Organ zu sein. Was aber kann für uns Heutige – unter psychosomatisch-anthropologischen Gesichtspunkten – als möglicher »Dialekt« und als Ausdruck dieses Organs gelten, und welche dieser Mitteilungen finden wir bei unseren Patienten wieder?

Im Gegensatz zu vielen anderen Organen unseres Leibes ist das Herz durch seinen mehr oder minder *autonomen Rhythmus,* sein Metrum und seinen Takt charakterisiert; die Faktoren *Zeit, Maß und Eigenständigkeit* prägen das »anthropobiologische« Profil dieses Organs. Nur sehr mittelbar und indirekt können wir Einfluß nehmen auf diese rhythmische Autonomie unseres Herzens. Bereits Goethe hat die Bedeutung dieses Rhythmus nicht nur für den Herzmuskel, sondern für die gesamte menschliche Existenz hervorgehoben, indem er unser Dasein unter das Wechselspiel von Systole und Diastole, von Kontraktion und Erschlaffung des Herzmuskels, gestellt sah.

Das Herz kann demnach auch als ein Organ beschrieben werden, an dem die Bewegungen der Expansion und der Regression, der Anspannung und der Entspannung, der Weite und Enge sowie – im übertragenen Sinne – auch der Extraversion und der Introversion einander abwechseln. Es repräsentiert damit Bewegungen, die für das Dasein des Menschen ganz generell von großer Bedeutung sind. Bei vielen von uns – so können wir zusammenfassend sagen – pulsiert das Herz im Leibe beinahe analog zu der Art und Weise unseres »existentiellen Pulsierens« in der Welt.

Fallgeschichte I

Unsere erste Fallgeschichte erzählt von einem jungen Mann, den wir im Herbst kennengelernt haben, nachdem er im Frühjahr desselben Jahres einen Herzinfarkt erlitten hatte. Dieser 35jährige Patient konsultierte uns, da er seit Monaten an beinahe täglich auftretenden,

---

* Goethe, J.W.v.: Zahme Xenien (1827), in: Gedichte und Epen 1, HA Band 1, München 1981, S. 315

heftigsten Schmerzen hinter seinem Brustbein mit Ausstrahlung in den linken Arm litt. Die Symptomatik war begleitet von großer Angst, verbunden bisweilen auch mit Übelkeit und Schweißausbrüchen. Der Patient suchte unsere Ambulanz auf, da ihm die Symptomatik eine geregelte Arbeit nicht mehr erlaubte.

Der junge Mann – nennen wir ihn Herr K. – hat nie geraucht, seine Blutfette und sein Blutzucker waren immer in Ordnung, sein Blutdruck allerdings war in den Monaten vor dem Infarkt stark erhöht gewesen. Die Untersuchung der Herzkranzgefäße nach dem Infarkt hatte völlig unauffällige Befunde ergeben; wir können bei ihm von einem Herzinfarkt aufgrund eines Vasospasmus, einer funktionellen Gefäßenge also, ausgehen.

Herr K. hat in den Jahren vor seinem Infarkt immense Expansionsschritte unternommen. Seit seinem 30. Lebensjahr leitete er ziemlich erfolgreich einen Handwerksbetrieb mit etwa 40 Mitarbeitern, denen er in puncto Arbeitseinsatz mit über 70 Wochenstunden ein absolutes Vorbild abzugeben bestrebt war. Außerdem war es ihm während dieser Zeit geglückt, eine betont zurückhaltende Frau – eine kühle Schönheit, wie er sie benannte – zu erobern und zu ehelichen. Sein sehnlicher Wunsch nach Geborgenheit, nach Zärtlichkeit und nach regelmäßiger Sexualität sei bei dieser Frau allerdings bisher nicht in Erfüllung gegangen.

Im Erstgespräch wirkte der Patient ängstlich, hektisch und getrieben, er sprach hastig, verschluckte viele Silben und nestelte dauernd an sich herum. Als wir über die zeitliche Dauer einer Psychotherapie sprachen, winkte Herr K. lächelnd ab und meinte, er brauche rasche und kurze Hilfe; wochen- oder gar monatelange Gespräche wären nichts für ihn.

Befragt nach seinen eindrücklichsten Gefühlen oder Affekten der letzten Monate, antwortet der Patient, daß er sich immer wieder vor seiner Ehefrau schäme. Er hätte sie schließlich erobert, als er noch erfolgreich auf der Gewinnerliste des Lebens gestanden habe; seit dem Infarktereignis könne er sich nicht mehr vorstellen, von ihr noch gemocht und anerkannt zu sein.

Zum Schluß des Gesprächs erzählte Herr K. – schon fast im Gehen – noch zwei Kindheitserinnerungen. Einmal habe er als Sechsjähriger zusammen mit einem Freund auf einer hohen Mauer gesessen und sich darüber unterhalten, weshalb es so lange dauere, bis man endlich erwachsen sei. Ein andermal sei er, ebenfalls noch als kleiner Junge, mit seinem Vater, einem Sportlehrer, im Schwimmbad gewesen. Damals hätte der Vater darauf bestanden, daß er vom 10-Meter-Turm springe, was er schließlich – trotz mächtiger Angst – auch getan hätte.

Was aus Herrn K. inzwischen geworden ist, wissen wir nicht, da er eine psychotherapeutische Betreuung durch uns als zu langwierig und zeitaufwendig ablehnte und sich nach dem Erstgespräch nicht wieder gemeldet hat. Dennoch lassen sich auch an diesem Patienten und seiner Symptomatik einige Aspekte des Herzschmerzes sowie der eigentümlichen »Sprache« dieses Organs demonstrieren.

Die Einsamkeit als »koronarer Risikofaktor«

Bei unserem Patienten können wir lange vor seinem Herzinfarkt wiederholt in seinem Leben das Auftreten der Themen »Zeit« und »Maß« diagnostizieren. Bereits die erste Kindheitserinnerung läßt Herrn K. als enormen *Schnelläufer* erscheinen, der rasch hoch hinaus will. Die Ereignisse seines späteren Lebens »bestätigen« diesen Stil bis hin zum Kommentar des Patienten, das Tempo einer Psychotherapie wäre ihm zu langsam.

Nun gibt es von Individuum zu Individuum hinsichtlich der Geschwindigkeit des Lebens sehr große Unterschiede, ohne daß dem per se schon Krankheitswert zuzumessen wäre. Wir müssen die gesamte Lebensführung und alle Weltbezüge eines Menschen mit all ihren Engen und Weiten ins Auge fassen, um uns über dessen Lebensklugheit eine Meinung bilden zu können. Hierbei fällt bei Herrn K. auf, daß er neben der Hast und Eile seines Lebens mehrmals über Angst und Scham sowie über die Empfindung von Einsamkeit vor allem seiner Ehefrau gegenüber berichtet hat. Angst wie auch Scham jedoch verweisen immer auf mehr oder minder große Distanz zu den Mitmenschen und zur umgebenden Welt; die unterkühlte Atmosphäre seiner Partnerschaft paßt in dieses Bild.

Neben seinem Lebenstempo liegen hierin möglicherweise weitere wesentliche *psychosoziale Risikofaktoren* für den Herzinfarkt des Herrn K. Rasche und steile berufliche Expansionsschritte sind am

ehesten dann mit der eigenen Gesundheit verträglich, wenn gleichzeitig tragfähige und verläßliche Beziehungen zu unseren nächsten
Mitmenschen bestehen. Der Psychiater Ludwig Binswanger hat diesen Sachverhalt einmal in die Formel von der *anthropologischen
Proportion* gebracht: Das Ausmaß an geistig-beruflicher Expansion
(Höhe) und dasjenige an sozialer Verbundenheit (Breite) sollten sich
idealiter etwa die Waage halten.

Geraten diese Proportion sowie unsere Beziehungen zu Mitmenschen ins Wanken oder in eine Krise, werden wir bezüglich unserer
Autonomie und Eigenständigkeit einer bisweilen harten Prüfung
unterzogen; viele von uns erleben sich dann eher einsam denn eigenständig, eher allein gelassen denn autonom. Vor allem Trennung,
Distanz oder Tod eines Liebespartners vermögen derartige Empfindungen in uns auszulösen, und so überrascht es nicht, daß viele Patienten über Herzschmerzen, über Angina pectoris, Infarkte oder
Rhythmusstörungen des Herzens im Gefolge von Ehe- oder Liebeskalamitäten berichten.

Auch bei Herrn K. bestand schon geraume Zeit vor seinem Herzinfarkt eine distanziert-unterkühlte Beziehung zu seiner Ehefrau. Im
Rahmen seines Berufes wiederholte sich die ängstlich-einsame
Atmosphäre seiner zweiten Kindheitserinnerung, die sich auch durch
noch so große Leistungsanforderung nicht verscheuchen ließ. Nach
dem Infarkt, der »ersten großen Niederlage seines Lebens«, wie der
Patient meinte, wurde die Distanz zu seiner Umwelt ganz offensichtlich: Herr K. schämte sich ob seiner körperlichen Erkrankung,
er hatte Angst, nun in den Augen seiner Frau und seiner Mitarbeiter
nichts mehr zu gelten, und er erlebte sich als doppelt allein gelassen
und einsam. Die Herzbeschwerden nach dem Infarktereignis des
Patienten können auch als Ausdruck dieser Einsamkeit und Distanz
verstanden werden. Ähnliches hat Rollo May bei einigen seiner Patienten beobachtet, von denen er schreibt:

»Akute Einsamkeit scheint die schmerzhafteste Art von Kummer
zu sein, unter der ein Mensch leiden kann. Häufig erklären die Patienten, der Schmerz sei ein physisches Nagen in der Brust oder fühle
sich an wie ein Rasiermesserschnitt in der Herzregion.«[*]

---

[*] May, R.: Love and Will, New York, 1969, S. 151

Fallgeschichte II

Einem ganz anderen Lebenstempo huldigte unser zweiter Patient. Hierbei handelt es sich um einen 55jährigen, eher behäbig, gemächlich und etwas verträumt wirkenden Mann, der zu uns kam, nachdem trotz vielfältiger medikamentöser und chirurgischer Versuche für ihn keine Beschwerdefreiheit von seiten seines Herzens zu erzielen war.

Herr M. war im Alter von 39 Jahren an einem Herzinfarkt erkrankt und im Gefolge mit Tabletten behandelt worden. 13 Jahre später wurden bei ihm – da er neuerlich über starke Brustschmerzen klagte und in einer Untersuchung der Herzkranzgefäße (Coronarographie) zwei sehr enge Stellen diagnostiziert worden waren – von den Chirurgen zwei Bypässe an seinem Herzen angelegt, woraufhin eine vorläufige Beschwerdebesserung eintrat.

Wenige Monate später jedoch machten sich die bekannten Enge- und Schmerzempfindungen über seiner Brust wieder bemerkbar, so daß erneut eine umfangreiche Diagnostik und – da diese keine neuen krankhaften Befunde erbrachte – eine ausgedehnte medikamentöse Therapie notwendig wurde.

Nachdem Herr M. trotz gut funktionierender Bypässe und trotz hochdosierter Medikation in den letzten Jahren bezüglich seines Herzens nicht beschwerdefrei wurde, schickten ihn die Kardiologen schließlich in unsere Abteilung für Psychosomatische Medizin.

Die fragile Männlichkeit als »koronarer Risikofaktor«

Diese bloße Krankengeschichte (als Ansammlung von Daten und Fakten einer Erkrankung) *erklärt* uns eventuell die biologischen Veränderungen am Herzen des Herrn M.; sie ermöglicht es uns jedoch noch nicht, die Beschwerden des Patienten im Zusammenhang mit seinem Charakter und seinem Lebenslauf zu *verstehen*. Erst wenn wir eine *biographische Medizin* und eine *personale Heilkunde* ins Auge fassen, besteht die Möglichkeit, Krankheit in ihrem Sinn- und

Bedeutungszusammenhang für die Existenz eines Menschen zu begreifen und neben den biologischen auch die lebensgeschichtlichen Grundlagen für Heilung oder Chronifizierung, Besserung oder Verschlechterung einer körperlichen Erkrankung zu verstehen.

Wenn wir neben der reinen Krankengeschichte des Herrn M. auch seinen Lebenslauf sowie die wichtigsten Themen seiner Existenz und das »Gesetz, nach dem er angetreten«, betrachten, so fallen uns einige Besonderheiten auf, die bezüglich der Entstehung wie auch des Verlaufs seiner Herzerkrankung unseres Erachtens bedeutsam sind. 1937 als jüngstes von insgesamt zwei Kindern geboren, wuchs der Patient als Folge des Krieges vom dritten Lebensjahr an vaterlos auf. Statt dessen erzogen ihn seine Mutter, die ältere Schwester sowie eine Großmutter; männliche Vorbilder fehlten in Herrn M.s Kindheit und Jugend fast völlig und damit auch die Möglichkeit, modellhaft wesentliche Züge und Ausprägungen von Männlichkeit zu erlernen.

Die Frage nach seiner eigenen Männlichkeit gedachte der Patient im Rahmen seiner Berufsausbildung zu lösen: Er absolvierte eine Lehre als Maschinenschlosser, heuerte zuerst auf einer Werft, später auch auf einem Ozean-Riesen an und brachte es schließlich als »Nobody« zum Schiffsingenieur und dann zum Reederei-Inspektor einer großen Übersee-Export-Firma. Bei all dieser männlichen Expansion konnte Herr M. keineswegs auf einen von Natur aus kräftigen Körper zurückgreifen; im Gegenteil: Seinem eher zarten Körper mußte mittels Whisky- und Havannakonsum eine tiefere Stimme und mittels eines Vollbartes ein kantigeres Aussehen verliehen werden. Damit und im Rahmen der erwähnten »männlichen Berufe« (Maschinenschlosser, Werftarbeiter, Seemann) versuchte der Patient, einen Teil seiner männlichen Sozialisation nachzuholen bzw. den geahnten Mangel zu kompensieren.

Nicht von ungefähr erlebte daher Herr M. immer dann, wenn seine Arbeitssituation prekär und damit seine (männliche) Identität in Frage gestellt wurde, auch seine körperliche Integrität als fragil und als von Krankheit bedroht. Den ersten Herzinfarkt jedenfalls erlitt der Patient, als die Firma, bei der er als Reederei-Inspektor beschäftigt war, Konkurs anmelden mußte. In eine zweite körperliche Krise geriet Herr M. zu einer Zeit, als ihm – infolge einer Beförderung! – wegen mangelnder Aufgaben rein gar nichts mehr zu tun blieb und er – zwar mit dem Titel »Technischer Leiter«, aber ohne jegliche Arbeit versehen – erneut an seiner (männlichen) Identität Zweifel hegte.

Neben der Arbeit galten für Herrn M. immer auch seine Ehe und allgemein die Liebesbeziehungen zu Frauen als eine Möglichkeit, die offenen Fragen nach dem »Wie werde ich ein ganzer Mann?« zu beantworten. Es überrascht nicht, daß jeder Verschlechterung des körperlichen Zustands des Patienten auch eine merkliche Verstimmung im Bereich seiner Beziehungen vorausging. Denn wenn ein Liebespartner von uns vor allem als Ergänzung und Erlösung der eigenen Existenz erlebt wird, laufen wir Gefahr, jede Abwendung oder Irritation dieses Partners als fundamentale und über das »allgemeine Maß« hinausreichende Erschütterung unseres (männlichen) Selbstwerts zu verbuchen.

Im Rahmen einer längerfristigen Psychotherapie hat Herr M. nach und nach gelernt, die Unsicherheiten und Erschütterungen im Erleben seiner Männlichkeit als solche wahrzunehmen und zu benennen; gleichzeitig kam es zu einer deutlichen Reduktion seiner Herzbeschwerden und seiner Angst, neuerlich an einem Herzinfarkt zu erkranken. Den Herzschmerzen dieses Patienten kam somit – wie bei vielen anderen Beschwerden ähnlich zu beobachten – die Rolle eines Kommunikationsersatzes zu, der überflüssig wird, sobald die Konflikte, Ängste und Nöte eines Menschen in allgemeinverständliche Sprache gefaßt werden können.

Der Herzschmerz und das Nichts

Als gesunde Menschen verleben wir – ähnlich wie anfangs Herr K. oder Herr M. – die meisten Jahre und Jahrzehnte unseres Daseins in relativer Sicherheit; unser Leben erscheint uns mehr oder minder »dicht gewoben«, lückenlos und fest. Ernsthafte Erkrankungen oder große Niederlagen jedoch vermögen den Glauben an die Verläßlichkeit des eigenen Leibes und an die Unantastbarkeit der gesamten Existenz nachhaltig zu erschüttern. Der »Teppich« trägt dann zwar noch, doch das Gewebe hat sich gelockert und gibt erste Blicke in das darunterliegende Dunkel frei.

Anders als Jan Kott beschreiben viele Patienten – unter ihnen auch die beiden eben vorgestellten – ihre Herzschmerzen nicht als sanft, wohl aber den ganzen Körper und damit ihre ganze Existenz ausfüllend. Fast alle Patienten berichten dabei auch von ihrer großen Ohnmacht und Hilflosigkeit sowie von existentieller Angst um ihr Leben. Der Herzschmerz führt viele Menschen nahe an die Möglichkeit des Nichts und der Auslöschung ihrer Existenz.

Goethe hat in einer seinen naturwissenschaftlichen Schriften das menschliche Herz als den »jüngsten, mannigfaltigsten, beweglichsten, veränderlichsten, erschütterlichsten Teil der Schöpfung«* angesehen.

Schmerzen und Funktionseinschränkungen dieses Organs werden von vielen Patienten vielleicht auch deshalb als so bedrohlich erlebt, weil sich in ihnen eine Reduktion der entfalteten, mannigfaltigen und beweglichen Komplexität nicht nur unseres biologischen, sondern unseres gesamten Daseins mit all seinen sozialen, seelischen und geistigen Verästelungen ankündigen kann.

Herzschmerzen wirken daher – mehr noch als anderswo lokalisierte Schmerzen – wie ein Memento, das uns hart und unnachsichtig an das biologische Fundament unseres Daseins und an dessen Gesetze erinnert und uns damit zu einer Form existentieller Bescheidenheit zwingt. Diese Schmerzen können – weil im Zentrum unserer Existenz – zu erschütternden »Boten des Dunkels und des Nichts« werden; sie künden von einer anderen, von Materie und Biologie dominierten Welt und tragen damit zum Verlust der natürlichen Selbstverständlichkeit unseres Daseins bei. Auf diese Folgen des Schmerzes hat auch schon der französische Denker Paul Valéry hingewiesen, wenn er schreibt:

»Lust und Schmerz tragen uns, jedes auf seine Weise, aus der gewöhnlichen Welt hinaus, vor der sie doch mehr oder weniger den Vorhang wegzuziehen, deren Zauber sie zu brechen, deren allgemein gleichmäßigen Austausch sie zu unterbrechen scheinen.«**

---

* Goehte, J.W.v.: Über den Granit (1784) in: Naturwissenschaftliche Schriften
    Band 1, HA Band 13, München 1981, S. 255
** Valéry, P.: Cahiers/Hefte 3, (1973/74), Frankfurt a.M. 1989, S. 392

Im Erlebnis des Herzschmerzes »fallen« viele Patienten gleichsam in eine »existentielle Lücke und Leere«, die Panik und Todesangst auslösen können. Im Herzschmerz vermittelt sich für viele somit auch das »metaphysische Erlebnis« der Endlichkeit und Fragilität unseres Daseins und unseres Körpers: In ihm blitzt – mehr als in anderen Formen von Schmerz – die Gewißheit auf, daß ein jedes Ich eines Tages »genichtet« wird.

Anders aber als unser Intellekt, der meistens einen »Hiatus« zwischen sich und den Erfahrungen unseres Körpers aufrechtzuerhalten imstande ist und der sich aus bedrängenden oder unangenehmen Situationen zurückzuziehen vermag, kann sich das Herz und mit ihm das leibhaftige Zentrum unseres Ichs vom Erlebnis des Schmerzes nicht gleichermaßen distanzieren; im Gegenteil: Es wird Quelle, Schauplatz und Ziel des Schmerzes. Ein »Aus- oder Zurückweichen« vor dem schmerzenden leibhaftigen Zentrum unserer Existenz ist – anders als bei sonstigen Schmerzen – nicht oder nur schwer möglich, was die Bedrohlichkeit und Heftigkeit des Erlebens nur noch steigert. Auch auf diese Aspekte der Schmerzgenese und -perpetuierung ist Paul Valéry bereits eingegangen. Er meinte dazu: »Es gäbe überhaupt keinen Schmerz, wenn da etwas frei vor etwas anderem zurückweichen könnte...«*

Im Herzschmerz »ringt« gleichsam die Freiheit unseres Geistes mit der unerbittlichen und unausweichlichen Materialität unserer Existenz und droht zu unterliegen. Diese »Niederlage« aber, die unseren Geist (zumindest temporär) unter das Diktat der Biologie und unser Ich an den Rand des Nichts verbringen kann, stellt vielleicht die wuchtigste und bleibende Erfahrung für denjenigen dar, der sie zu erleben gezwungen ist.

Um so verständlicher, daß nach dem erfolgreich überwundenen Schmerzereignis sehr viele Patienten ein umfassendes und tiefes Empfinden von Befreiung und Leichtigkeit schildern, das in seinen Dimensionen am ehesten mit dem Bersten der eisernen Bande um das Herz des treuen Heinrich verglichen werden kann, auf das die Brüder Grimm verwiesen haben.

---

* Valéry, P.: Cahiers/Hefte 3, (1973/74), Frankfurt a.M. 1989, S. 372

Psyche und Tuberkulose

Die Tuberkulose war früher eine der gefährlichsten Infektionskrankheiten; sie hat heute dank hygienischen Maßnahmen, insbesondere der Sanierung des tuberkelkranken Milchviehs, wesentlich abgenommen. Ihre »Ursache« ist bekanntlich der Tuberkelbazillus, den Robert Koch 1882 als den ersten pflanzlichen Krankheitserreger entdeckt hat. Der Koch'sche Bazillus ist ein winziges, leicht gekrümmtes Stäbchen, das infolge seiner wachsartigen Hülle gegen Austrocknung und Temperatur sehr resistent ist; er bleibt auch außerhalb des menschlichen Körpers lange lebensfähig, vor allem, wenn er nicht dem Sonnenlicht ausgesetzt ist. Es gibt einige Unterarten dieses Bazillus', von denen der humane und der bovine Typ für die Krankheit des Menschen maßgeblich sind: Letzterer wird von der Kuh durch die Milch übertragen, woraus sich die Notwendigkeit der Ausmerzung tuberkulosekranken Rindviehs ergibt. Infolge finanzieller Erwägungen hat man jahrzehntelang die Sanierung des Viehbestandes unterlassen, was unabsehbare Folgen für die Volksgesundheit nach sich zog.

Die Eintrittspforten der Tuberkulose-Infektion sind die Atmungs- und Verdauungswege, seltener die Haut und der Mutterkuchen, wobei im letzteren Falle die Ansteckung des Kindes bereits im Mutterleib erfolgt. Über die Ausbreitung, Charakteristik und den Verlauf dieser Krankheit soll an dieser Stelle nichts weiter ausgeführt werden. Allgemein bekannt ist die Tendenz der Tuberkulose, »chronisch« zu werden und ihren Träger durch sein ganzes Leben zu begleiten. In früheren Zeiten war die Therapie angesichts dieser

Erkrankung beinahe machtlos. Zunächst wurden Hochgebirgskuren propagiert, da das trockene und herbe Klima der Gebirgstäler einen günstigen Einfluß auf den Krankheitsverlauf zeitigte. Monatelanges Liegen im Freien machte das Leben jener Patienten zu einem eigenartigen stationären Zustand, in dem das Gemüt alle Stadien der Inaktivität und Hoffnungslosigkeit durchlief; später wurden aktivere Behandlungsmethoden eingeführt, so der Pneumothorax, die Thorakoplastik, die Extraktion des Zwerchfellnerven zur Stillegung der Lunge usw. Eine ganz neue Ära brachten die Chemotherapeutika wie PAS, Rimifon und Streptomycin, die die Heilung außerordentlich beschleunigten. Auf Grund dieser Medikamente leerten sich die Tuberkulose-Sanatorien, und es war auch die Möglichkeit geboten, leichtere Fälle rein medikamentös im Tiefland zu behandeln. In schwereren Fällen jedoch hat die Liegekur in den Gebirgssanatorien immer noch ihr Daseinsrecht behalten. In der Kombination von Chemotherapie und Gebirgsaufenthalt wurden dann die besten Resultate erzielt.

Psychische Ursachen der Tuberkulose

Die Psyche des Tuberkulosekranken hat schon seit Jahrzehnten die Aufmerksamkeit der Tuberkuloseärzte auf sich gezogen. Französische Autoren haben früh darauf hingewiesen, daß die Entstehungsbedingung der Krankheit nicht nur die Infektion, sondern auch eine depressive Gemütsverfassung sei. *(Laennec)* In der Epoche der rein naturwissenschaftlichen Medizin schien das Problem der Erkrankung einzig vom Kontakt mit dem Bazillus abzuhängen. Diese mechanistische Auffassung wurde jedoch dadurch erschüttert, daß die Pathologen bei nahezu 80 Prozent ihrer Obduktionsfälle Tuberkeln in irgendwelchen Organen feststellten, wobei nur ein Teil der Tuberkelträger manifest erkrankt war. Zunächst wollte man dies der »Konstitution« zuschreiben: Es sei gleichsam eine Frage des Terrains, ob sich aus einem Infekt eine Tuberkulose entwickle. Die psychosomatische Forschung jedoch hat nachgewiesen, daß seelische Faktoren den Ausbruch der Krankheit wesentlich mitbedingen. Es steht heute fest, daß Beginn, Verlauf und Ausgang einer tuberkulösen Erkrankung entscheidend von der seelischen Situation des Kranken abhängen.

Heute hat die Diagnose »Tuberkulose« viel von ihrem Schrekken verloren. In den früher gebrauchten Ausdrücken »Schwindsucht« und »galoppierende Schwindsucht« schwingt noch eine Spur des Schocks nach, der die Patienten traf, wenn sie bei Fieber, Hüsteln und Schweißausbrüchen mit der ärztlichen Feststellung konfrontiert wurden, daß »ihre Lunge angegriffen sei«. Sie hatten auch guten Grund, ängstlich zu sein: Vor nicht langer Zeit hieß »Tbc« zumeist »Krankheit auf lange Zeit«, eventuell lebenslänglich, und die Heilungschancen waren problematisch. Auch der Kuraufenthalt in der Höhe bedeutete nicht selten ein dauerndes Domizilnehmen im Hochgebirge; die Rückkehr ins Flachland wurde allzuhäufig mit Rückfällen bezahlt.

Die Tuberkulose ist eine »menschliche Krankheit«, das heißt ihr Auftreten ist nicht nur an eine Infektion, sondern auch an psychische Fehleinstellungen und Lebensschwierigkeiten gebunden. Diese Erkrankung ist in eindeutiger Weise auch »Schicksal«; sie tritt sehr oft auf, wenn der Mensch in existenzielle Krisen gerät, die in Ausweglosigkeiten erst jene leibseelische Verfassung heraufbeschwören, in denen der Bazillus virulent werden kann. Die Ansteckung, die früher meist schon in der Kindheit erfolgte, schafft irgendwo im Organismus ein Bazillendepot: Es bedarf dann der geschwächten Abwehrkraft, um den Krankheitskeimen die Oberhand zu verschaffen. Krisenperioden des Lebens wie etwa die Pubertät zeigten statistisch eine Häufung der Krankheitsfälle. Im einzelnen Fall läßt sich mit überraschender Häufigkeit nachweisen, daß der Erkrankung eine Lebensführung vorausgeht, die erst den Ausbruch ermöglicht. Seelische Erschütterungen und Belastungen, Konflikte, tragische Verstrickungen, berufliche Fehlschläge, Liebesunglück usw. stehen oft am Anfang der Tuberkulose und entgehen dem Arzte, dessen Blick einzig und ausschließlich auf den Laboratoriumsbefund gerichtet ist. Wir müssen lernen, in der Lebensgeschichte des Patienten zu lesen; diese bietet uns den Schlüssel zu jenen Bedingungen, unter denen die »Krankheitsstimmung« ausgebildet wurde, auf deren Boden sich der Kochsche Bazillus – wie auch mancher andere Keim – ausbreiten kann.

Einmalige Schicksalsschläge wirken in der Regel weniger krankmachend als eine kontinuierliche »defizitäre Lebensführung«: Man muß nicht in der Vorgeschichte des Kranken jeweils dramatische Komplikationen erwarten, sondern muß vielmehr auf die feinere Problematik achten, die jedoch nur dem tiefenpsychologischen Kenner zugänglich wird.

Die Psyche des Lungenkranken

Wie jede chronische Krankheit hat auch die Tuberkulose weitreichende Auswirkungen auf das Seelenleben des Menschen. So lange der Mensch gesund ist, achtet er nicht auf seinen Körper; er geht ganz in seinen Beschäftigungen, Neigungen und Interessen auf. Die Tatsache der Erkrankung stellt dann einen Bruch in der Lebensführung dar. Mit einem Male geht das gewohnte Sicherheitsgefühl verloren, und alle Lebensverhältnisse beginnen sich zu verwandeln. Nun werden alle Körpervorgänge wichtig, die Zuwendung zur Außenwelt vermindert sich, und die eigene Person des Kranken steht im Mittelpunkt seines Denkens. Eine gewisse Hypochondrie ist in einem chronischen Krankheitszustand kaum zu vermeiden; der Kranke lernt die Reaktionen seines Organismus mit der Zeit zu beurteilen, verfolgt ängstlich oder unruhig die wechselnde Symptomatik und wird unwillkürlich zum Spezialisten seiner Krankheit, der er unendlich viel Selbstbeobachtung widmet. Dadurch wird der übliche Interessenkreis eingeengt, es tritt Weltentfremdung ein mit Verminderung der sozialen Zuwendung: Kranksein macht egoistisch, natürlich nicht im moralisierenden Sinne verstanden. Aber indem der Patient nicht mehr seiner Berufsarbeit nachgehen kann und auch in seinen menschlichen Beziehungen behindert ist, verliert er einen Teil seines Selbstwertgefühles und seiner Selbstachtung, so daß er notwendigerweise innerlich isolierter wird und sich in sich selbst zurückzieht. Seine Krankheit wird zu seiner »überwertigen Idee«: sie nimmt einen Großteil des Denkens und Fühlens in Anspruch. Aus seinem Schwächegefühl heraus entwickelt er oft

Unruhe, Gereiztheit oder gar Feindseligkeit gegen andere. Andererseits fordert der Kranke Liebe und Aufmerksamkeit, die ihm angesichts seiner dauernden Schonungsbedürftigkeit viel bedeuten. Er hat Mühe, dem Zirkel der Gleichgültigkeit und Hoffnungslosigkeit zu entrinnen. Verliert er den Glauben an seine Heilung, so überläßt er sich einem ziellosen Vegetieren, das den Krankheitsverlauf naturgemäß verschlimmert.

Furcht und Hoffnung spielen im Krankheitsprozeß eine große Rolle. Jede chronische Krankheit erweckt Todesangst, schafft ein labiles Gleichgewicht, in dem außerordentliche psychische Schwankungen möglich sind. Ängstliche Selbstbeobachtung ist für den Heilungsprozeß wenig günstig. Wie rasch vermutet der Kranke Verschlechterung seines Zustandes und beschwört den Gedanken an Unheilbarkeit und Tod herauf! Die Beschäftigungslosigkeit und Langeweile erzeugt in vielen Menschentypen ein zweckloses Brüten, das schließlich in einen Pessimismus einmündet, vor dem der Patient unbedingt bewahrt werden sollte. Daher ist es von größter Wichtigkeit, die seelische Haltung des Lungenkranken zu beeinflussen. Die Tuberkulose ist ein Ereignis in der Biographie eines Menschen, das nicht nur vom Infekt abhängig ist: Sie hat Beziehung zur existenziellen Situation des Betroffenen, und ihr Verlauf spiegelt eindrücklich die Auseinandersetzung des Erkrankten mit seinem Leben wider.

Jeder Arzt kann bestätigen, daß der mutige Kranke weniger leidet und rascher zu gesunden vermag. Wie jede Krise kann auch die Krankheit als ein Ansporn zur inneren Reifung und Abklärung genommen werden: Es gibt Menschen, die aus ihrer Erkrankung seelische Bereicherung zu ziehen wissen und aus ihr mit einem vertieften Lebensernst hervorgehen. Andere wieder zerbrechen an ihrer Krankheit und folgen der Verlockung zur Gleichgültigkeit und zum Nihilismus, die in jedem lang dauernden Krankheitsprozeß liegt. Die medikamentöse Behandlung schlägt in solchen Fällen nicht an, sofern es dem Arzt nicht gelingt, einen entschiedenen Genesungswillen im Patienten zu fördern.

Der Sanatoriumsaufenthalt

Wie bereits erwähnt, hat die Höhenkur auch heute noch Bedeutung im Behandlungsplan eines aktiven tuberkulösen Krankheitsprozesses. Auch hier stellen sich eine ganze Reihe von psychologischen Problemen, die beachtet werden müssen. Nun wird der Kranke aus seinem Milieu herausgerissen und soll – mindestens für einige Monate – sich an die eigenartige Umgebung eines Sanatoriums anpassen, was für ihn eine völlige Umstellung bedeutet. Aus dem Tiefland kommt er in eine neue Welt, in der seine Krankheit das Leitmotiv des Lebens ist. Eine Gemeinschaft von Kranken ist nicht unbedingt die beste Geselligkeit für Erkrankte: Auch Hypochondrie, Pessimismus und Resignation können anstekkend wirken. Nur der psychisch ausgeglichene Patient ist in der Lage, sich den strengen Regeln der Kur ohne Widerstand zu unterwerfen. Schwächere Charaktere neigen zu Undiszipliniertheiten und Auflehnung, da es ihnen schwerfällt, sich in die Unvermeidlichkeiten des Kuraufenthaltes zu fügen.

Auch hier bestehen für den Arzt große und segensreiche Aufgaben. Er muß nicht nur der Therapeut, sondern auch der Erzieher des Kranken werden. Er soll – nach dem Wort eines Patienten, das Erich Stern in seinem schönen Büchlein über »Die Psyche des Lungenkranken« zitiert – auch seelische Cavernen zu heilen verstehen. Seine Persönlichkeit ist das wichtigste Heilmittel, das dem Kranken verabreicht werden kann.

Es liegt in der Situation des Chronischkranken, daß er sich an den Arzt anlehnt wie ein Kind an seine Mutter; er erwartet von ihm Pflege und Führung, vor allem auch unbedingte Anteilnahme an seinem Krankheitsgeschehen. Das Vertrauensverhältnis zwischen Arzt und Patient trägt den letzteren in seinen erschreckenden Stimmungsschwankungen, in denen er geneigt ist, sich selber aufzugeben. Immer noch sehen in den Sanatorien die Patienten den Arzt nur bei der täglichen Visite, die sich auf einen raschen Blick auf das »Krankenblatt« beschränkt; der Kranke jedoch erwartet nicht nur eine nichtssagende Bemerkung, sondern will aus den Worten seines Arztes sein Schicksal ablesen. Er bedarf sozusagen immer einer psychotherapeutischen Kur zur Ergänzung von Medikament und Höhen-

luft; solange dies nicht realisiert worden ist, werden der Tuberkulo-
sentherapie schwere Mängel anhaften.

Damit soll nicht verkannt werden, daß in den modernen Sanatorien ein gewaltiger ärztlicher Einsatz geleistet wird. Über die großar-
tigen Erfolge der Chemotherapeutika wird niemand hinwegsehen
wollen. Auch hat sich der Gedanke Bahn gebrochen, daß man
Beschäftigungsmöglichkeiten für die Patienten schaffen muß; die den
Spitälern angegliederten Werkstätten, Bastelstuben werden allerdings noch zu wenig ausgenützt. Aber alle diese Neuerungen werden
erst vollumfänglich für die Kranken nützlich werden, wenn in jedem
Sanatorium zumindest ein Psychotherapeut tätig sein wird, der sich
»hauptamtlich« mit dem seelischen Zustand des einzelnen Kranken
beschäftigt und auf dessen Sorgen, Nöte und Konflikte einzugehen
weiß. Die Abwälzung dieses Anliegens auf die Fürsorgerin, wie dies
heute noch zumeist geschieht, stellt keine Lösung des Problems dar;
die Sozialfürsorge mag die materiellen Nöte des Patienten lindern,
aber seine seelischen Schwierigkeiten haben für ihn eine noch größere Tragweite.

Thomas Mann hat in seinem Roman »Der Zauberberg« Psyche
und Lebensgefühl des Tuberkulosepatienten mit bewundernswerter
Sachkenntnis geschildert. Der Dichter hat richtig beobachtet, wie
der Patient Gefahr läuft, sich seiner Krankheit zu unterwerfen und
gleichsam vor ihr die Waffen zu strecken. Er hat auch gezeigt, wie
mühsam es für ihn ist, den »Weg zurück« zu finden; wie er unter
Umständen sich »mit seiner Krankheit einrichtet« und sie zu seinem
Lebensinhalt macht. Aus diesem morbiden Labyrinth, in das nicht
nur das Erlebnis der Krankheit selbst, sondern oft schon die seelische Entwicklung vom frühen Kindesalter an hineinführt, kann der
Kranke nur entrinnen, wenn er »eine sich auf einfühlendes Verstehen gründende seelische Führung« *(E. Stern)* hat – sonst wird er, wie
Hans Castorp im Roman, das Sanatorium als eine Zuflucht vor Welt
und Wirklichkeit empfinden und keinen Antrieb zur Gesundung
gewinnen. Wir müssen zur Erkenntnis des bedeutenden Klinikers
William Osler zurückkehren, der feststellte, daß das Schicksal des
Lungenschwindsüchtigen mehr davon abhänge, was in seinem Kopf
als was in seiner Brust vorgehe. Die Erfolge der medikamentösen
Therapie sollen uns nicht abhalten weiter zu schreiten und die

Behandlung der Tuberkulose weiterhin zu verbessern. Noch um 1900 war sie die Krankheit mit der größten Sterblichkeitsziffer. Die hygienischen Verhältnisse jener Zeit, die durch Massenelend und kinderreiche Proletarierfamilien in engsten Räumlichkeiten gekennzeichnet war, begünstigten sicherlich die Ausbreitung dieser Erkrankung, die sich bei Bevölkerungsschichten mit gutem Wohnraum und ausreichender Ernährung seltener findet. Aber die vorteilhafte materielle Situation ist nur ein Faktor von mehreren; die Erkrankung trifft ungemein häufig seelisch resignierte Menschen, die es aufgegeben haben, sich mit dem Leben strebend auseinanderzusetzen. Die Erfahrungen der Psychotherapie lassen darauf schließen, daß dem Krankheitsbeginn oft eine verzweifelte Stimmung vorausgeht, in der Todeswünsche nicht selten sind; auch im Krankheitsverlauf sind Negativismus und Todessehnsucht gefährliche Klippen. *Flanders Dunbar* sagt über den Tuberkulosepatienten:

»Das Nachgrübeln über den Tod ... ist eine Spielart einer seelischen Verwirrung, die bei vielen körperlichen Leiden eine Rolle spielt. Wie groß diese ist, läßt sich schwerlich genau sagen, doch ihr Vorhandensein bei Krankheiten wie zum Beispiel bei der Schwindsucht könnte zu einem guten Teil die scheinbare Launenhaftigkeit erklären, mit der sich die Krankheit ihre Opfer sucht, indem sie den allem Anschein nach Gebrechlichen verschont und den äußerlich Robusten herausgreift. Es besteht Grund zu der Annahme, daß jemand, der sich im Geiste viel mit dem Tode beschäftigt, den Körper für die Krankheit vorbereitet, und die Krankheit verstärkt dann wiederum die Betätigung des Geistes in dieser Richtung.«

Das Magen- und Zwölffingerdarmgeschwür

In den letzten Jahrzehnten sind Geschwüre des Magens und des Zwölffingerdarmes (Ulcus ventriculi et duodeni) im Zunehmen begriffen. Es sind Millionen Ulkusträger in ärztlicher Behandlung, wobei man sich noch viele Menschen hinzudenken muß, bei denen leichte Geschwürsbildungen hinter »diffusen Magenbeschwerden« verborgen bleiben. Als Todesursache und invalidisierende Krankheit spielen Magen- und Zwölffingerdarmgeschwüre eine erhebliche Rolle. Der typische chronische Verlauf bedingt immer wiederkehrenden Arbeitsausfall; sofern die angenagte Magenschleimhaut im Verlaufe der Erkrankung perforiert oder ein Blutgefäß angedaut wird, tritt als gefürchtete Komplikation die Bauchfellentzündung oder die innere Verblutung ein. Magen- und Duodenalpatienten leiden empfindlich unter ihren Störungen, die große Beschwerden mit sich bringen: Die menschliche und soziale Bedeutung der Ulkuskrankheit kann nicht hoch genug eingeschätzt werden. Sie betrifft vor allem Männer und Frauen in der Blüte ihres Lebens (zwanzig bis fünfzig Jahre) und schränkt deren Aktivität und Lebensgefühl wesentlich ein.

Körperliche Ulkus-Ursachen

Die Geschwüre im Magenbereich hängen mit Abnormitäten der Magensaftsekretion zusammen. Die Speise, die der Mensch zu sich nimmt, wird im Munde mechanisch zerkleinert und mit Speichel durchsetzt. Sie gelangt dann durch den Schluckakt in den Magen, wo sie weiterhin aufgeschlossen wird. Die Magenwand sondert hierbei eine schwache Salzsäure ab, die dem Speisebrei beigefügt wird: durch unwillkürliche Bewegungswellen (Peristaltik) wird für gute Durchmischung der Nahrungsstoffe gesorgt, die den Magen bereits durch den Pförtner (Pylorus) größtenteils verflüssigt verlassen, wobei sie dann im anschließenden Zwölffingerdarm mit Galle und Bauchspeicheldrüsenfermenten gänzlich aufgeschlossen werden.

Die Sekretion von Salzsäure ist durch einen wunderbaren Mechanismus mit der Nahrungsaufnahme verkoppelt. Der russische Forscher *Pawlow* konnte zeigen, daß schon der Anblick der Nahrung bei einem Hunde eine lebhafte Salzsäureproduktion im Magen in Gang setzte. Er legte seinem Versuchstier eine sogenannte Magenfistel an, das heißt, er nähte den geöffneten Magen in die Bauchwand ein. Dadurch konnte beim Ernährungsakt die Funktion der Magenschleimhaut direkt beobachtet werden. Die entstehende Säure wurde durch die Fistel abgezapft und konnte in ihrer Menge und Konzentration genauestens überprüft werden.

Die Pawlowschen Experimente lehrten jedoch noch Interessanteres: Wenn jeweils bei der Fütterung ein Glockenzeichen ertönte, so brachte der Hund dieses nach einiger Zeit so sehr mit der zu erwartenden Speise in Zusammenhang, daß er schon beim Hören des Tons Säure absonderte. Dies wurde »bedingter Reflex« genannt, und die Auffassung *Pawlows* ging dahin, die Säureproduktion des Magens als Reflexgeschehen zu erklären. Wichtig ist hierbei der Umstand, daß man Tiere und Menschen darauf trainieren kann, Magensaft ohne Nahrungsaufnahme abzusondern.

Beim Ulkus müssen solche Vorgänge erstrangige Bedeutung haben. Der Geschwürskranke leidet oft jahrelang vor der Ulkusentstehung an Übersekretion (hyperazide Gastritis): sein Magen erzeugt bei allen möglichen Gelegenheiten Säure, die dann keine Nahrungsstoffe vorfindet, an denen sie sich neutralisieren kann. Im leeren Magen daut sie dann die Magenwände selber an, ergibt Entzündungen und schließlich die mehr oder minder kreisrunden Substanzdefekte, die wir Ulkus nennen. Ist einmal die Magenschleimhaut verletzt, so ist sie den Säurewirkungen besonders preisgegeben: sie ent-

behrt dann des üblichen Schleimschutzes, und die in die Tiefe drin-
gende Säure reizt Nervenendigungen, woher die schmerzhaften
Symptome dieses Leidens stammen.

Die Symptomatik hat gewöhnlich eine lange Vorgeschichte.
Typisch sind Schmerzempfindungen im Oberbauch, beim Magenul-
kus links und beim Zwölffingerdarmulkus rechts vom Nabel. Diese
dolchstichartigen Schmerzen können kurze oder längere Zeit nach
der Nahrungsaufnahme auftreten, so daß man von Früh-, Spät- oder
Hungerschmerz spricht. Oft lindert Nahrungsaufnahme die
Beschwerden, da sie die Säure aufbraucht. Jeder Ulkuspatient kennt
eine Reihe von Speisen, die ihm schlecht bekommen, hauptsächlich
solche, die die Magensekretion anregen, zum Beispiel Weine, Kaffee,
Gewürze, Fettgebackenes, Fleischbrühe, Alkohol usw. Völlegefühl
nach dem Essen, Sodbrennen und Verstopfung gehören weiterhin zu
diesem Krankheitsbild; auffällig ist die periodische Verschlimme-
rung im Frühling und im Herbst, während mitunter die Sommermo-
nate erträglich sein können. Die ärztlich erhobene Anamnese ist
wohl das beste Hilfsmittel zur Ulkusdiagnose: erst bei späteren
Unklarheiten mögen Laboratorium und Röntgenbild zu Hilfe
genommen werden. Letzteres zeigt oft den charakteristischen Befund
einer Ulkus-»Nische«, indem der Kontrastbrei sich in dem Loche
ansammelt, das die Säure in die Magenwand gefressen hat.

Persönlichkeit des Ulkuspatienten

Schon früh ist den Ärzten aufgefallen, daß der Ulkuskranke ein
besonderer Menschentypus ist. Die Annahme einer vererbten Disposition zur Geschwürsbildung steht nicht mehr hoch im Kurs. Allgemein wird heute angenommen, daß es sich um eine funktionelle
Störung handelt, das heißt um ein erworbenes, durch gestörte Funktion entstandenes Leiden. Da das sogenannte »unwillkürliche Nervensystem« die Magenbewegung und Saftabsonderung bestimmt,
wurde von einer »funktionellen Neurose« gesprochen; damit wurde
die Nerventätigkeit angeschuldigt, die unzeitgemäß durch unkon-
trollierte Impulse die Anregung zur Säurebildung gab. Doch die wei-

tere Verfolgung der Spur, die zum Sympathikus und Parasympathikus – welche gemeinsam den unwillkürlichen Nervenapparat ausmachen – führte, zeigte ein übergeordnetes Zentralorgan, das die scheinbar so selbständigen Nervengeflechte regiert: das *seelische* Verhalten des Ulkuspatienten ist der Schlüssel zu seiner Magensaftabnormität, durch die er sich innerlich »selber auffrißt«. Aus vielen Erfahrungen hat sich ein Bild des Ulkuspatienten kristallisiert, das überraschend oft auf den einzelnen Fall paßt. Meist sind es schlanke, schmalwüchsige Menschen, die einen ehrgeizigen Leistungswillen an den Tag legen. Der heftige Einsatz, mit dem sie alles im Leben betreiben, zeichnet sich manchmal schon äußerlich im schmalen, verkniffenen Mund ab und den betonten Nasenlippenfalten, die jedoch auch fehlen können. Verschiedene Kliniker haben die Lebenseinstellung des Ulkuskranken auf die Formel reduziert: »Ich habe es im Leben nicht zu *dem* gebracht, was ich wollte!«

Nun bringen es nur wenige Menschen so weit, wie sie wirklich wollen. Aber dem Ulkuspatienten hilft die verzweifelte Anstrengung zu unerreichbaren Zielen, für die er keinen echten Verzicht leisten kann. Tiefenpsychologische Beobachtungen haben zudem hervorgehoben, daß es sich um Menschen handelt, die an der Problematik des Gefüttert- und Geliebtwerdens scheitern. Für das Kleinkind ist die Fütterung der erste Liebesbeweis seines Lebens. Auch später im Erwachsenenalter bedeutet Nahrungszufuhr für den Menschen eine tiefe Befriedigung, die über die Stillung des Hungers hinausreicht. Der Ulkuskranke gehört einem Typus an, bei dem Nahrungs- und Liebesbedürfnis eng verbunden und durch die Umwelt nicht recht befriedigt worden ist: Daraus ergeben sich unbewußte Wünsche nach Geliebt- und Umsorgtwerden, die der Betreffende nicht mit seinem Stolz und seinem ausgeprägten Unabhängigkeitswillen vereinbaren kann. In der bewußten Lebensführung zeigen sich übertriebene Bestrebungen des Verantwortungsbewußtseins, in denen Verpflichtungen aufgeladen werden, die dann nicht abgeschüttelt werden können: Nicht selten ist der Ulkuskranke ein ehrgeiziger Streber, der alles peinlich genau und perfekt machen will. In seiner verzweifelten Angestrengtheit leitet er einen Teil seiner inneren Spannungen, die er gewöhnlich nicht freimütig äußert, durch die Nervengeflechte des Magens ab, die dann eine krankhafte Beweglichkeit und Magensaftabsonderung bewirken. Das auf Leistung und Erwerb eingeengte Leben ist im Grunde eine Suche nach Liebe und Anerkennung, die gemäß einer spezifischen Kindheitssituation durch Überaktivität erobert werden sollen; der Fehlschlag dieser Bemühungen äußert sich in der dauernden Bereitschaft des Magens, sich füttern zu lassen, welches ein Ausdruck unbewußter Liebeserwartungen ist, die die »Ulkus-Persönlichkeit« in ihrer angespannten Lebensführung verleugnet.

Nur diese innere Konfliktsituation zwischen Geliebtwerdenwollen und gespannter, ehrgeiziger Auseinandersetzung mit der Umgebung erzeugt das Geschwür. Der angestrengte Leistungswille allein und die Überforderung beunruhigen die Salzsäureproduktion des Magens nicht: Chinesische Kulis waren selten Ulkuspatienten. Auch im Weltkrieg verloren Ulkuskranke ihre Symptome an der Front, obwohl sie psychisch und physisch extrem belastet waren: Sie bekamen ihre Beschwerden erst im Hinterland wieder, als ihre Wünsche nach Liebe und Fürsorglichkeit aufs neue erwachten und Verantwortungen auf sie einstürmten, die auf dem Kriegsschauplatz durch die bloße Gehorsamsforderung ersetzt waren. Auch sind äußere Gefahren für die menschliche Psyche häufig weniger irritierend als die inneren: Der Ulkuskranke trägt in seiner Charakterstruktur und Erlebnisverarbeitung die Quelle andauernder Beunruhigung in sich, so daß die Selbstverdauung seines Magens nur ein Symbol seiner unzulänglichen Lebensbewältigung ist.

Therapie der Geschwürskrankheit

Die Heilung des Geschwürskranken erfolgt zunächst durch den Diätversuch, der gelegentlich recht günstig wirkt. Man verabreicht über Wochen eine Milchdiät oder pürierte Speisen, meist in mehreren kleinen Mahlzeiten über den Tag verteilt, so daß die Magenschleimhaut geschont wird. Auch alkalihaltige Medikamente dienen zur Absättigung der erhöhten Säureproduktion. Bleibt ein Ulkus über mehrere Jahre hinweg aktiv, so neigen die Chirurgen zur Operation, da sie die bereits erwähnten Komplikationen der Perforation und der inneren Verblutung fürchten. Auch können chronische Geschwüre im Verlaufe von Jahrzehnten krebsig entarten (etwa fünf Prozent).

Diät und Operation sind vom seelenärztlichen Standpunkt aus recht unbeholfene Maßnahmen. Sie bleiben an der Oberfläche des Leidens, wenn sie nicht den inneren Aufbau der Persönlichkeit des Kranken ändern, die seiner Krankheit zugrunde liegt. Die falsche Erlebnisverarbeitung, der nach einem Herausschneiden von zwei Dritteln des Magens ihr körperliches Substrat entzogen worden ist, kann sich durchaus an einem anderen Organ krankmachend betätigen: Daher die Beobachtung, daß Magenoperierte in der Folgezeit an anderen Irritationen erkranken; fast neun Zehntel der Operierten werden zwar arbeitsfähig, aber nur ein Zehntel ist hernach völlig beschwerdefrei.

Viel fundamentaler greift die Psychotherapie in das Ulkusgeschehen ein, indem sie die Charakterhaltung des Patienten abändert. Sie gibt ihm Möglichkeiten der gefühlsmäßigen Entspannung und der inneren Neuorientierung, die seinen selbstzerstörerischen Lebensstil korrigiert. Die Erfolge in dieser Beziehung sind vor allem in Frühfällen ausgezeichnet: Sind bereits schwerwiegende Schäden der Magenschleimhaut eingetreten, dann kann unter Umständen nur noch die Operation Abhilfe schaffen.

Obstipation
(Verstopfung)

Die Verstopfung oder Obstipation ist ein Leiden, das unzählige Menschen betrifft. In der ärztlichen Praxis wird es von den Patienten meist nur nebenbei erwähnt: Sie schämen sich in der Regel, den Arzt mit solchen »Bagatellen« zu belästigen. In Wirklichkeit ist der geregelte Stuhlgang alles andere als eine Nebensächlichkeit; er bedeutet für das Wohlbefinden und die Gesundheit eine wichtige Voraussetzung. Mit jeder Stuhlentleerung entledigt sich der Körper seiner Schlackenstoffe, wodurch ein Gefühl der Befreiung eintritt. Wer nicht jeden Tag, naturgemäß bei ausreichender Ernährung, zumindest einmal die Toilette aufsuchen kann, leidet bereits an Verstopfung; in schwereren Fällen kann Stuhlgang lediglich ein einziges Mal in der Woche auftreten. In seelischer Hinsicht ist Verstopfung ein belastender Zustand, unter dem der Betroffene zu leiden hat. Daher ist es nicht sinnvoll, einen solchen Zustand zu verschweigen und ihn mit selbstgewählten Hausmitteln oder Medikamenten zu bekämpfen. Es ist besser, den Fachmann zu Rate zu ziehen und die Ursachen der Verstopfung abklären zu lassen.

Diese Ursachen können sehr verschiedenartig sein. Jedenfalls ist in den meisten Fällen ein körperlicher Mangel ausschließbar. Die seelischen Gründe sind allgemein überwiegend. Es gibt Lebensformen und Lebenseinstellungen, die mit der Verstopfung in ursächlichem Zusammenhang stehen. Sicherlich spielt allein schon die Zivilisation mit ihren Sitten und Gebräuchen eine wesentliche Rolle: Das Tier in der Wildbahn und der Primitive sind nicht verstopft. Das freie und ungebundene Leben in der Natur, keineswegs eingeengt durch steife

Konvention, scheint der Darmentleerung bekömmlich zu sein. Die Erziehung zum Kulturmenschen jedoch enthält Störfaktoren, auf die wir noch eingehen werden. Ein französischer Kliniker sagte: »Die Verstopfung ist eine seelische Krankheit, man könnte sogar sagen eine soziale Krankheit, denn sie ist die Konsequenz der Zivilisation« *(Hayem)*.

Körperliche Ursachen der Obstipation

In allen Fällen von Obstipation wird man zunächst untersuchen, ob sich eine organische Grundlage finden läßt. Hierbei kann Verschiedenerlei mit im Spiele sein. Wenn ein mechanisches Hindernis im Darm vorliegt, so ist es nicht verwunderlich, daß die Schlackenstoffe an ihm nicht vorbeikommen. So kann etwa sich eine bösartige Geschwulst frühzeitig durch hartnäckige Verstopfung ankündigen, die unter Umständen durch sporadische Durchfälle unterbrochen wird. Findet der Arzt dann noch Blut im Stuhl, so ist eine Röntgenuntersuchung angezeigt, die mit Hilfe von Kontrastmitteln den genauen Sitz des Passagehindernisses aufzeigt. Auch Entzündungen und Verwachsungen (letztere gelegentlich nach Operationen entstehend) können den Kot an einer bestimmten Stelle festhalten und Rückstauung hervorbringen.

Auch Abnormitäten im Bau des Dickdarms gehören zu den Ursachen der Verstopfung. Bei den Kindern gibt es Riesenformen des Enddarms, die teilweise auf angeborene Deformationen dieses Darmstücks und teilweise – vermutlich häufiger – auf langjährige Zurückhaltung von Kotmassen an dieser Stelle zurückzuführen sind. Man bringt solche sogenannte »Kotreservoires« mit einem Fehlen gewisser Nervenzellen in diesen Darmteilen in Zusammenhang. Der Reiz für die Darmtätigkeit wird von Nervenzellen gesteuert, die in der Darmwand liegen, und deren Fehlen naturgemäß mit verringerter oder aufgehobener Peristaltik (Darmbewegung) einhergeht.

Vorübergehende Verstopfungen können auch in Erscheinung treten bei Gallenstein- und Nierensteinkoliken, bei Bauchfellentzündung, Magenleiden und Vergiftungen (Blei, Morphium); es ist dann die Aufgabe des Arztes, die Grundursache zu erkennen und zu beseitigen, womit die Verstopfung von selbst dahinfällt.

Seelische Gründe der Obstipation

Praktisch viel wichtiger als alle körperlichen Ursachen der Obstipation sind die seelischen. Ihr Verständnis erschließt sich nur einer eingehenden psychologischen Betrachtungsweise. Diese geht davon aus, daß sie die seelischen Hintergründe der Stuhlentleerung und ihrer Störungen aufdeckt.

Man muß sich daran erinnern, auf welche Weise der Mensch zur geregelten Stuhlabgabe erzogen wird. Es ist dies eine der frühesten Aufgaben, die dem Menschenkind gestellt werden. Etwa nach dem Ende des ersten Lebensjahres treten die Erzieher an ihr Kind mit der Forderung heran, seinen Stuhl nicht mehr unwillkürlich in die Windeln, sondern geregelt in das Töpfchen abzugeben. Für das Kind bedeutet diese unscheinbare Neuerung eine Revolution in seinem Innenleben. Es muß lernen, auf andere Rücksicht zu nehmen, die Wünsche der Eltern in sich aufzunehmen und durch Mitarbeit ein Stück der Reinlichkeitsentwicklung zu bewältigen. Wo die Beziehung des Kindes zur Mutter hauptsächlich gut ist, gelingt dieser Schritt nach einigen Fehlschlägen. Er wird wesentlich erleichtert durch Ruhe, Geduld und Sachkenntnis der Mutter, die ihrem Kinde seine »Undiszipliniertheit« nicht übelnimmt und es durch Liebe und Einsicht zur Beherrschung seiner Schließmuskulatur am Enddarm anleitet. Hat die Mutter hiermit Erfolg, so hat sie mehr erreicht, als der Laie bei der triumphalen Töpfchenprozedur zu sehen pflegt. Sie hat das Kind gelehrt, mitzuhelfen an seiner Selbstentfaltung, wovon der geregelte Stuhlgang kein unwichtiger Bestandteil ist.

Trotzige Kinder zeigen auch hier, daß sie nicht so wollen wie ihre Erzieher. Bei hartnäckigem Einnässen und Einkoten darf man sicher annehmen, daß ein unbewußter Widerstand im Kinde lebendig ist. Ungeschicklichkeiten der Erzieher erzeugen solche Widerspenstigkeit, die es einfach nicht zustandebringt, den Stuhlgang auf die erzieherischen Forderungen einzustellen. Die nun folgenden Kritiken, Strafmaßnahmen, Beschimpfungen und Belohnungen sind alles andere als dazu angetan, die Sache besser zu machen: Der Trotz des Kindes versteift sich ,und mit ihm setzt sich eine chronische Verstopfung fest, die eventuell bis ins Erwachsenenalter reicht und den Verstopften in seinem Leben nicht mehr verläßt.

In diesem Sinne ist Obstipation sehr häufig für uns ein Anzeichen, daß es im Seelenleben des Verstopften irgendwo nicht ganz stimmt. Der Trotz ist nur ein Aspekt dieses Geschehens. Sehr zahlreich sind auch die Obstipierten, die auf Grund der Reinlichkeits- und Sexualerziehung zu ihrem Leiden kamen: Immer noch sind Ausscheidungs- und Sexualorgane für viele Erzieher »Tabu«, das heißt sie werden mit Ekel und Abscheu umgeben, so daß sie aus dem Körpererleben ausgeschaltet werden. Prüde Sexualerziehung ist meist gekoppelt mit übertriebenem Reinlichkeitsfanatismus, der die Stuhlentleerung als »niedrig« empfinden läßt: Der Kot, den die Mutter mit Gebärden des Abscheus kommentiert, läßt das Kind ahnen, daß hier eine gefährliche Körperfunktion vorliegt. Der in solchen Zusammenhängen erworbene »Krampf« verhindert oft noch Jahrzehnte später ein gesundes und gelöstes Funktionieren der Stuhlentleerung, auf die jede Verkrampfung behindernd wirkt.

Der Obstipationspatient

Der Patient mit verlangsamter Stuhlentleerung leidet oft an seelischen Deformationen, die seine Obstipation entscheidend bedingen. Vielen ärztlichen Beobachtern ist aufgefallen, daß es sich um einen ängstlichen und selbstunsicheren Menschentyp handelt. Das Zurückhalten des Stuhls, das natürlich nur unbewußt geschieht (der Verstopfte gibt oft ein Vermögen für Medikamente aus, um seinen Stuhl loszuwerden!), wird mit dem Wunsche in Verbindung gebracht, sich an sich zu halten; solche Menschen haben in der Tat Angst, sich hinzugeben und ihre Gefühle freimütig zu äußern. Daher findet man in nicht wenigen Fällen mit der Verstopfung einhergehend sexuelle Unempfindlichkeit, die im Grunde nur eine Kehrseite derselben Störung ist. Desweiteren ergaben psychologische Forschungen, daß der Verstopfte etwas leichter zu Mißtrauen und Kontaktschwäche neigt als der Durchschnitt. Er glaubt sich in einer feindlichen Welt, wo er nicht spontan werden darf und sich immer zurückhalten muß. Unter Umständen zeigt er Pedanterie und peinliche Genauigkeit im Auftreten und in der Kleidung, ist geizig und

gemessen, in Geldfragen gelegentlich bis zum Exzess ängstlich, daß
es ihm nicht »ausreichen« werde: Man hat geradezu die Verstopfung
einen »Geiz im Darmkanal« genannt. Umständliche Toilettenproze-
duren gehören in dieses Bild, das uns gesamthaft einen charakterlich
schwierigen Menschen zeigt, dessen Stuhlschwierigkeiten nur ein
Symptom für seine allgemeinen Lebensschwierigkeiten sind.

Auch depressive Menschen neigen zur Obstipation. Die große
Zahl der verstopften Frauen wird wohl darauf zurückzuführen sein,
daß Frauen mehr als Männer zur gefühlsmäßigen Zurückhaltung,
zur Prüderie und zur Schamhaftigkeit erzogen werden. Diese Haltungen stören empfindlich die Darmfunktionen, vor allem die Aus-
scheidung, zu der offenbar gefühlsmäßige Unbekümmertheit unab-
dingbar ist. Wahrscheinlich haben auch die Frauen in ihrem Haushalt ein Leben mit weniger Bewegung und innerer Abwechslung
(Aufregung), so daß ihre Darmtätigkeit weniger Impulse erhält. Zu
einem bestimmten gehemmten Menschentypus gehört demnach die
Obstipation als charakteristisches Symptom: Sie ist aber nichts
Selbständiges, sondern nur ein Zeichen, daß die seelische Entwicklung in einer Sackgasse steckengeblieben ist.

Therapie der Obstipation

Aus dem Obigen geht unzweifelhaft hervor, daß die Heilung des verstopften Menschen komplizierter ist, als es sich der Laie und häufig
genug auch der Allgemeinpraktiker vorstellen. Wenn alle körperlichen Ursachen als nicht in Frage kommend ausgeschaltet werden
dürfen, kann man keineswegs mit Diät und Abführmitteln die Sache
ins richtige Gleise bringen. In sehr leichten Fällen mögen derartige
Maßnahmen ausreichen. Dies wird jedoch relativ selten sein.

Es ist nichts dagegen einzuwenden, dem Obstipierten zunächst
schlackenreiche Kost, Obst, Gemüse, Salate, Ruchbrot usw. zu emp-
fehlen. Ein mildes Laxans (Abführmittel) kann auch einen aus der
»Übung« geratenen Darm »einschulen«, vorausgesetzt, daß er sich
einüben läßt. Sofern dies nicht der Fall ist, muß man zu gründliche-
ren Methoden greifen; der Verstopfte muß eine andere Lebensein-

stellung bekommen, das heißt er muß sich einer psychotherapeutischen Behandlung unterziehen.

Die Psychotherapie beachtet nicht so sehr das einzelne Symptom als den ganzen Menschen. Wie bereits erwähnt, hat der Obstipierte häufig Lebens- und Kontaktschwierigkeiten, daher seine verfehlte Darmregulation. Darum muß man sein Lebensgefühl und seine Grundstimmung ändern, wenn die Darmentleerung dauernd gut funktionieren soll; aus einem ängstlichen, kontaktgestörten, geschlechtskalten, mißtrauischen, prüden und gehemmten Menschen soll ein spontanes und lebensfrohes Gemüt werden, dem »alles leicht geht«, unter anderem auch die Stuhlabgabe. Man erkennt schon aus diesen wenigen Andeutungen, daß diese Aufgabe nicht unbedingt leicht ist. Jedenfalls ist sie viel schwieriger als die Verordnung eines Medikamentes, das die eigentlichen Probleme des Patienten umgeht und vernachlässigt. Dafür aber sind die Erfolge des Psychotherapeuten grundlegender und befriedigender: Sie heilen einen Menschen und nicht einen Enddarm. Dies wurde uns unter anderem deutlich im Falle einer 55jährigen Frau, die an chronischer Verstopfung litt; sie besaß eine ganze Apotheke von Laxantien, die sie mit wechselndem Erfolg anwendete. Ihr Leiden hing mit einer kleinlichen und ängstlichen Einstellung zum Gelde wie zum Leben zusammen; sie mißgönnte sich und ihren Töchtern jede Ausgabe und führte peinlich Buch über ihre Haushaltung, in der solche extreme Sparsamkeit nicht notwendig war. Gegenüber ihrem Manne bestanden unbegründete Ressentiments, die das Zusammenleben erschwerten. Als die Psychotherapie all dies beseitigte, verschwand auch die Obstipation, die schon seit Jahrzehnten bestanden hatte.

Dickdarmentzündungen

Im Erinnerungsbuche des schwedischen Arztes *Axel Munthe* (»Das Buch von San Michele«) erzählt der Autor, daß bei seinem Pariser Aufenthalt eine Modekrankheit grassiert habe: die »Colitis«. Jedermann, der undefinierbare Krankheitssymptome hatte, wurde als Colitispatient diagnostiziert; in Gesellschaftskreisen wurde es üblich, daß zahlreiche Gespräche um die Colitis kreisten. Aber weder die Ärzte noch die Patienten wußten so recht, was mit diesem Modewort gemeint sei.

Wir besitzen heute klarere Begriffe über die Dickdarmentzündungen, die wissenschaftlich unter dem Stichwort »Colitis« zusammengefaßt werden. Das Colon oder der Dickdarm ist der letzte Teil des Darmkanals; nachdem die Speise im Munde zerkleinert und im Magen und Zwölffingerdarm chemisch aufgeschlossen worden ist, wird sie im Dünndarm resorbiert. Dieses mehrere Meter lange Darmstück besorgt fast vollständig den Übertritt der Nahrungsbestandteile ins Blut und in die Körpersäfte (Lymphe); im Dickdarm schließlich sollen die unverdaulichen und unverdauten Abfallstoffe nur noch eingedickt werden, wobei der Körper dem Darminhalt reichlich Wasser entzieht, das er für den Eigengebrauch spart. Die Aufnahmefunktion des Dickdarms ist also spezialisiert und eingeschränkt; wichtiger ist seine Ausscheidungsaufgabe, indem er die Schlacken durch den After in die Außenwelt entleert. Im Rahmen der Gesamtverdauung kommt naturgemäß dem Dick- oder Enddarm eine bedeutende Rolle zu; das anderthalb Meter lange Darmstück hat im Körperhaushalt wichtige Funktionen.

Diese hängen im wesentlichen alle mit dem Ausscheidungsproblem zusammen. Normalerweise hat der Mensch ein bis zwei Stuhlentleerungen pro Tag. Es gibt gelegentlich harmlose Durchfälle, die durch bestimmte Diätveränderungen hervorgerufen werden: Etwa ein Übermaß an Obst oder Diätfehler irgendwelcher Art können eine nervöse Reaktion (Beschleunigung der Darmbewegung) erzeugen. Auch bakterielle Infektionen können sich durch schleimigen oder blutigen Durchfall anzeigen. Als eigentliche Dickdarmentzündungen (»Colitiden«) jedoch sind zwei Krankheitsbilder bekannt, die man wissenschaftlich als Colitis ulcerosa und Colitis mucosa bezeichnet; in beiden Fällen entleeren die Patienten 10 bis 20mal breiigen oder wässerigen Stuhl täglich, mit heftigen Schmerzen, die unerträglich werden können. Der Verlust an Nahrungsstoffen und Wasser wie auch der durch die entzündliche Erkrankung des Dickdarms hervorgerufene Kräfteverfall machen dieses Leiden zum lebensbedrohenden Ereignis: Colitisfälle können auch tödlich verlaufen. Das Rätselhafte an diesen Dickdarmentzündungen ist, daß wir keine Krankheitserreger kennen. Die Störung tritt scheinbar »wie aus heiterem Himmel« auf, setzt mitunter periodenweise aus, um wieder nach einiger Zeit aufs neue aufzuflackern.

Ursachen der Colitis

Lange Zeit war man der Meinung, daß Dickdarmentzündungen eine Ernährungsfrage seien. Man versuchte, alle möglichen Diäten, konnte aber keine überzeugenden Erfolge erzielen. Auch hat man während Jahren mit den Hilfsmitteln der Bakteriologie nach bazillären Erregern gefahndet. Heute wird nicht mehr von dieser Hypothese gesprochen, wiewohl man weiß, daß der entzündlich geschädigte Darm sekundär von Krankheitskeimen besiedelt werden kann. Die Stuhlanalyse hat auch nicht wesentlich weitergeführt. Durch die beschleunigte Passage kommt es zur mangelhaften Verwertung der Verdauungsstoffe; Wasser, Eiweiß und Mineralien gehen verloren, wobei unter den letzteren der Kalkverlust zu Krampfzuständen führen kann.

Auffällig ist vor allem der Zustand der Darmschleimhaut: Diese ist blutreich und entzündet und zeigt eine erhöhte Irritierbarkeit auf Berührung und andere Reize. Sie fängt leicht an zu bluten, so daß man angenommen hat, ein bestimmtes Ferment löse den Schleim auf, welcher normalerweise die Darmwand gegen die Einwirkung von Verdauungssäften schützt; sobald die Darmwand ihres Schutzes entblößt ist, muß jeder Kontakt mit der Kotflüssigkeit wiederum reizend wirken.

Es ist aber auch aufgefallen, daß Colitispatienten eine besondere seelische Problematik aufweisen. Von daher gelangte man zur heute allgemein anerkannten Lehre von der psychischen Bedingtheit der Darmentzündungen. Sofern alle bakteriellen Krankheitserreger, wie dies bei Colitis mucosa und ulcerosa der Fall ist, ausgeschaltet werden dürfen, haben wir es mit gefühlsmäßig ausgelösten Fehlfunktionen zu tun, die letzten Endes krankhafte Körperveränderungen zu erzeugen pflegen. Es scheint aber festzustehen, daß dem entzündeten Darm eine seelische Deformation vorausgeht, die angesichts einer Konflikt- oder Notlage das ganze Krankheitsgeschehen einleitet. Seit jeher ist bekannt, daß der Enddarm auf seelische Einflüsse empfindlich reagiert. Der Student, der im Examen Durchfall bekommt, spricht von seinem »Lampenfieber«. Der Volksmund, in seiner drastischen Ausdrucksweise, nennt ängstliche Menschen »Hosenscheißer«. Manchem fiel in der Angst nicht nur das Herz, sondern auch der Stuhlgang in die Hosen. Jedenfalls gibt es eine derart enge Beziehung zwischen Ängstlichkeit und Durchfall, daß die chronische Diarrhoe bei Colitis eine psychologische Abklärung nahelegt.

Die Seele des Colitiskranken

Die Darmfunktion nimmt im Seelenleben des Menschen einen breiten Raum ein. Die ganze Reinlichkeitserziehung in der Kindheit ist darauf gerichtet, die Stuhlentleerung einer gewissen Regelmäßigkeit zu unterwerfen. Trotz oder Charakterstörungen des Kindes machen sich nicht selten als Verstopfung (siehe Seite 84) oder ungeregelte Stuhlabgabe (in Windeln oder Hosen) bemerkbar. Ein Kind, das sich in seiner Umwelt nicht geborgen fühlt, kann dies unter anderem auch seinen Erziehern dadurch bedeuten, daß es ihnen die Mitarbeit in der »Töpfchenfrage« verweigert.

Das ordnungsgemäße Funktionieren des Stuhls hingegen stellt einen großen Beitrag zur Sozialisierung des Kindes dar. Die Psychoanalyse hat ein wenig spekulativ davon gesprochen, daß das Kind seinen Eltern mit dem Stuhl »ein Geschenk macht«. Wiewohl manche Eltern auf den Töpfcheninhalt mit einer Freude reagieren, die lebhaft an Beschenktwerden erinnert, müssen wir nicht in die psychoanalytischen Verallgemeinerungen verfallen, die Kot gleich Geld und Güter überhaupt setzen. Richtig erscheint lediglich der Zusammenhang, der zwischen der Darmentleerung und den Problemen des Haben- und Behaltenwollens besteht. Man gewinnt den Eindruck, daß Menschen mit häufigen Durchfällen darunter leiden, daß sie auch seelisch nichts behalten können. Sie sind so für Angst anfällig, daß ihnen die psychische Widerstandskraft abhanden kommt, durch die der Mensch trotz aller Hemmnisse seinen Standort behauptet. Ihr Selbstbehauptungswillen scheint geschwächt. Allgemein wurde beobachtet, daß es sich um Patienten handelt, die sich von der Welt für überfordert halten. Sie sollen ihrem unbewußten Gefühl nach mehr Liebe oder Leistung hergeben, als sie innerlich vermögen. In dieser Notlage setzt ihr Durchfall ein und kann zur chronischen Colitis überleiten, deren Symptome wir bereits geschildert haben.

Dickdarmentzündung ist demnach eine psychosomatische Krankheit, das heißt ein Leiden, dessen Wurzeln in unzulänglichen Lebens- und Charaktereinstellungen liegen. Solche Fehlhaltungen entspringen gewissen Kindheitssituationen, in denen innere Selbstsicherheit nicht erworben werden konnte. Durch falsche Verhaltensweisen der Erzieher können unbewußte Ängstlichkeiten bewirkt werden, die oft jahre- und jahrzehntelang sich nicht speziell äußern, jedoch in Konfliktsituationen dramatisch als Durchfallkrankheit imponieren. Sorge, Angst, Schwierigkeiten am Arbeitsplatz, Geldverluste, gefühlsmäßige Kränkungen und tausenderlei andere seelische Ursachen können bei einem bestimmten Charaktertyp in krankhafte Darmerregbarkeit umgesetzt werden. Am Anfang der Krankheit jedoch steht das Gefühl des Ungenügens vor übertrieben eingeschätzten Lebensaufgaben, die nicht selten um das Thema »Haben- und Behal-

tenwollen« kreisen. Manchmal ist ein verstärkter Geiz hinsichtlich
des Gebens von Gefühlen oder Geld kompensiert durch den über-
reichlichen Stuhlabgang; man findet unter den Colitispatienten viele
zurückhaltende, schüchterne, pflichtbewußte und pedantische Menschentypen, die in ihrer Übergewissenhaftigkeit leicht in Verzweiflung geraten, wenn in ihrem ökonomischen oder gefühlsmäßigen
Haushalt »etwas nicht stimmt«. Dies mag auf dem Umweg über die
extrem gesteigerte Lebensangst die krankhafte Darmfunktion auslösen. Die von vielen Autoren zur Erklärung herangezogene Überfunktion des parasympathischen Anteils des vegetativen Nervensystems ist wohl nur eine Folge der Angsteinwirkung. Wie so oft, wird
auch in diesen Fällen das unwillkürliche Nervensystem ein Seismo-
graph für die Stimmungsschwankungen des Seelenlebens sein.

Seelische Schwäche und Angstbereitschaft können bei einem Teil
der Colitiskranken bemerkt werden. Dies ist ein allgemeines Zeichen
ihrer Unsicherheit, die durch ungünstige Jugendeinflüsse nicht das
Abwehr-Instrumentarium schaffen konnte, mit welchem normalerweise den Lebensanforderungen genügt werden kann. So ist die
Dickdarmkrankheit für manche resignierte Menschentypen ein Ausweg aus einem Leben der Überforderung, dem sie sich nicht gewachsen glauben. Sie verdrängen ihre Nöte und Konflikte tief ins Unbewußte, bis sie als Darmstörung zum Ausdruck kommen. Es bedarf
einer seelischen Wandlung und Weiterentwicklung eines solchen
Menschen, wenn er fähig werden soll, seine Probleme auf bewußter
Ebene zu lösen.

Therapie der Colitis

In der körperlichen Behandlung der Dickdarmentzündung sind die
Versuche noch tastend und unsicher. Nebennierenrindenhormone
haben gute Resultate gezeigt, führen aber leider bei deren Absetzen
zu neuen Krankheitsschüben, wobei es kaum möglich ist, andauernd
solche Hormone zu verabreichen, da sie schädliche Nebenwirkungen haben. Dann wurde das Salazopyrin eingeführt, dessen Behand-
lungsresultate recht gut sind. Aber nicht alle Patienten sprechen auf
diese Medikamente an. Daher ist man in verzweifelten Fällen dazu

übergegangen, das entzündete Darmstück chirurgisch zu entfernen.
Gelegentlich gehen die Chirurgen so radikal vor, daß sie geradezu
den ganzen Dickdarm herausschneiden, da man die Erfahrung
gemacht hat, daß der Entzündungsprozeß nach Entfernung des zer-
störten Darmanteils auf ein Nachbarstück überzugreifen pflegt.
Man ist sich jedoch im klaren, daß es sich hierbei um eine verstüm-
melnde Operation handelt, die den Patienten zwar am Leben erhält,
ihn aber zugleich invalid macht: Sicher beseitigt dieser Eingriff nicht
die Krankheitsursache, sondern nur das Erfolgsorgan, an dem sich
diese auswirkt. Wir müssen heute vermuten, daß hernach der grundlegende psychische Konflikt sich ein anderes Reaktionsfeld aussu-
chen muß.

Die Psychotherapie scheint die einzig fundamentale Behandlungs-
möglichkeit der Colitis darzustellen. Schon Ruhigstellung der Patienten und Entspannungsübungen können sehr vorteilhaft wirken.
Noch besser hilft die sorgfältige Abklärung der individuellen
Lebensgeschichte mit Berücksichtigung jener Situationen, in denen
die Krankheit auftrat oder sich verschlimmerte. So läßt die Biographie des Kranken und die psychosomatisch erhobene Krankengeschichte die charakterlichen Deformationen und die seelischen
Zwangslagen erahnen, die das Krankheitsgeschehen zur Auslösung
brachten – durch Stärkung der Persönlichkeit auf dem Wege einer
vertieften Einsicht in deren Lebenssituation und -problematik können die Abwehrkräfte mobilisiert werden, welche Colitiden oft überraschend ausheilen lassen.

Die Fettsucht

Die Fettsucht oder Obesitas ist ein Leiden, das keineswegs bagatellisiert werden darf. Dicke Menschen haben körperliche und seelische Schwierigkeiten. Die Last, die sie mit sich herumtragen müssen, macht sie schwerfällig und unbeweglich. Zudem stellt erhöhtes Körpergewicht eine zusätzliche Belastung des Kreislaufes dar; die Lebenschancen schwergewichtiger Menschen sind deutlich herabgesetzt.

Die schlimmsten Nöte des fettsüchtigen Menschen erwachsen aus der kulturellen Wertschätzung der Schlankheit. In unserer Kultur ist Schlanksein ein ausgeprägtes Schönheitsideal. Vor allem für Frauen kann Körperfülle zur Erschwerung oder Verunmöglichung einer Partnerschaft werden. Das übertriebene Schlankheitsideal unserer Zeit gibt dicken Leuten das Gefühl sozialer Minderwertigkeit. Reklame, Film und Zeitschriften verbreiten das Idol der schlanken Frau, so daß jede Form von Übergewicht als Unschönheit gewertet wird. Der korpulente Mensch ist daher meist unglücklich über seinen Zustand, selbst wenn er dies mit der berühmten Wohlgelauntheit der dicken Menschen verdeckt.

Unser Schönheitsideal ist keineswegs allgemeingültig. Es ist auf unseren Kulturkreis und unsere Epoche beschränkt. In manchen Gegenden des Erdkreises gilt heute noch die dicke Frau als besonders schön. Man sieht wohl auch in ihrer Körperfülle ein Symbol dafür, daß ihre Eltern oder ihr Gatte sie gut ernähren können. Daher die Bräuche, junge Mädchen geradezu zu mästen, um sie heiratsfähig zu machen. Der Bräutigam trifft dann seine Wahl je nach dem Gewicht der Bräute, deren oft erstaunliche Verfettung seinen Schönheitssinn keineswegs irritiert. Auch die schönen Frauen des Barock, man denke etwa an die Frauengestalten in den Gemälden von Rubens, fänden auf heutigen Schönheitskonkurrenzen wenig Gnade; mit den Zeiten wandelt sich der Geschmack.

In unserer Welt fühlt sich der Dicke elend und verachtet. Schon Kinder werden es merklich empfinden, wenn sie durch Korpulenz von ihren Altersgenossen abstechen. Sie können dann in Sport und Spiel mit ihren Kameraden nicht mithalten, was eine weitere Quelle für Depressionen ist. So erwerben sie weniger Anschlußbereitschaft, schließen sich ab und ziehen sich auf sich selbst zurück: Viele fettsüchtige Menschen haben behinderte soziale und mitmenschliche Aktivität, wenn man auch Typen findet, die eine Ausnahme von der Regel darstellen. In dieser Vereinsamung spielt dann die Beschäftigung mit Nahrung, Fasten und Gewichtskontrollen eine bedeutsame Rolle: Der Fettsuchtspatient befaßt sich sehr viel mit seinem Leiden. Es ist das Hauptproblem seines Lebens, seine Crux, sein Unglück.

Ursachen der Fettsucht

Die Verursachung der Fettsucht ist lange Zeit unklar geblieben. Man nahm zunächst an, daß hormonale Störungen der entscheidende Krankheitsfaktor seien. Die Hormone der Hypophyse standen im Vordergrund der Überlegungen. Aber diese Vermutungen haben sich als irreführend erwiesen. Der wichtigste Grund für Verfettung ist ganz einfach eine positive Kalorienbilanz: Ein Mensch wird fett, weil er durch seine Nahrung mehr Kalorien einnimmt als er ausgibt. Hier liegt die einzig wesentliche Störung; die Meinung, daß manche Menschen trotz geringer Nahrungsaufnahme dick werden können, ist eine Illusion, die gewöhnlich auf unsorgfältiger Beobachtung der Zwischen- und Nebenmahlzeiten beruht. Fettsüchtige Menschen haben große Mühe, ehrlich zuzugeben, wie viel und wann sie immer essen. Sie wissen, daß ihre Eßgier belächelt wird und werden darum selbst dem Arzte über ihre Nahrungsquantitäten falsche Angaben machen. Mitunter ist auch Selbsttäuschung im Spiel; sie wollen selber gar nicht wissen, was sie alles zu sich nehmen.

Viel oder wenig essen ist eine Lebensgewohnheit, die in der Persönlichkeit verankert ist. Man findet in der Regel, daß Vielesser
einen überdurchschnittlichen Teil ihres Lebensinteresses der
Ernährung zuwenden; vor allem sind auch Süßigkeiten bevorzugt.
Der Aufbrauch der eingenommenen Kalorienmengen kommt zu
kurz. Seelische Erregungen, Muskelarbeit und menschliche Kontakte, in denen Energie ausgegeben wird, werden eher gemieden: Dicke
Menschen umgehen Komplikationen. Das Gewohnheitsbild, das
man sich von ihrer Ruhe und ihrer Gutmütigkeit macht, dürfte in
großen Zügen stimmen. Genauere Analysen zeigen sogar, daß ihr
Eßdrang immer erwacht, wenn sie sich einsam oder vor Schwierigkeiten fühlen; irgendwie beruhigt sie der Ernährungsakt. Sie ver-
wöhnen sich selbst mit ihrem Essen, wenn sie auch hernach darüber
Schuldgefühle haben. Ihr Kampf gegen das Dicksein wird gewöhnlich lau und ohne Ausdauer geführt. Nach einigen heroischen Anläufen fallen sie wieder in ihre kulinarischen Laster zurück, mit einem
inneren Zwang, der den Begriff »Fett-*Sucht*« rechtfertigt.

Die Psychosomatik lehrt uns, die Quellen der Fettsucht im
Gefühlshaushalt dicker Menschen zu suchen. Dicke Menschen wollen im Grunde dick, das heißt »umfänglich«, »gewichtig« sein: Sie
möchten schlank werden, ohne ihren Leibesumfang zu verlieren. Ihr
Fettwall schützt sie vor den Einwirkungen der Umwelt, gibt ihnen
eine Stütze für ihr meist geschädigtes Selbstvertrauen. *Rossier* hat
mit Recht darauf hingewiesen, daß Fettsucht mit Vorratsstapelung,
dem Verlangen nach Stattlichkeit, Behäbigkeit, Festigkeit, innerer
Wärme usw. zusammenhängt. Fett zu werden ist auch eine Form,
sich mit der Lebensunsicherheit auseinanderzusetzen – der Fettleibi-
ge in seiner emotionellen Unreife hat in seinem intensiven
Ernährungsmodus ein Mittel gegen seine Daseinsangst gefunden.
M. Bleuler, der diesem Problem sehr aufschlußreiche Untersuchungen gewidmet hat, schreibt über den Fettsüchtigen, daß bei ihm oft
eine »emotionelle Leere von Bedeutung sei, die durch zwang- und
dranghaftes Essen ausgefüllt sei«. Diese Leere könne durch »sexuelle Enttäuschungen, durch unerfüllten Ehrgeiz, durch schrankenlose
Habsucht und manches andere mitbedingt sein«. In der Tat haben
viele Beobachter beim Fettsuchtpatienten eine Grundhaltung des
»Habenwollens« festgestellt, die auf eine steckengebliebene Persön-

lichkeitsentwicklung in kindlichen Dispositionen hinweist. Die unbefriedigte Sexualität mag oft genug durch die leichter erhältlichen »Süßigkeiten« kompensiert werden; ein boshafter Franzose, dem der relativ große Patisseriekonsum der Schweizer Frauen auffiel, nannte die Patisserie »la base fondamentale de l'érotisme de la femme suisse«, also »die Grundlage der Erotik einer Schweizer Frau«.

Erziehung zur Fettsucht

Tiefenpsychologische Studien konnten nachweisen, daß die Neigung zum Vielessen bis in die Kindheit zurückreicht. Die Konstitution ist dabei viel unwichtiger als die Art der kindlichen Ernährung. Fettwerden hängt sozusagen von der Küchentradition ab, die in einer Familie gepflegt wird. Man hat auch entdeckt, daß es bestimmte Müttertypen sind, die ihre Kinder durch unbewußte Voraussetzungen zur Fettsucht erziehen.

Häufig handelt es sich, nach den Forschungen von *Hilde Bruch* in den USA, um kleine Familien, wobei das jüngste oder einzige Kind ein Kandidat für Fettleibigkeit ist. Die Mutter ist meist resoluter als der Vater, in ihren Interessen und Lebensinhalten eingeengt und daher bereit, ein Übermaß von ernährender und erziehender Aktivität zu entfalten. Das Kind wird hierbei wie ein Objekt für die mütterliche Zuneigung behandelt, die sich primitiverweise besonders im Ernährungszwang äußert. Meist ist die Mutter »overprotective«: Sie beschützt das Kind allzusehr, indem sie ihm keinen Spielraum für seine spontane Aktivität läßt. Die Gefahren des Lebens werden in einer solchen Erziehung außerordentlich betont, damit das Kind ja in der Nähe der Mutter bleibt; durch ein Übermaß von Verhätschelung kann es keine innere Selbständigkeit erwerben. Am Eßtisch spielen sich die Höhepunkte seines Lebens und Erlebens ab; wenn es wenig ißt, gerät die Mutter in Angst und vermittelt dergestalt dem Kinde schwere Unlustgefühle, die es lieber durch Willfährigkeit in der Nahrungsaufnahme ausschaltet. Oft hat man beobachtet, daß solche Mütter im Grunde liebesunfähig sind und das Manko an Liebe durch Fütterung ausgleichen; auch in ihrem Liebesleben sind sie überhaupt gestört, wobei Frigidität überdurchschnittlich vorhanden ist. Das Kind bedeutet für diese Mütter eine Beschwichtigung der eigenen Lebensangst; unbewußt wollen sie das Kind passiv abhängig erhalten, damit sie es möglichst nicht verlieren.

Aus einer solchen Erziehung geht notwendig ein in seinem Selbstwertgefühl empfindlich geschädigter Mensch hervor. Der spätere Fettsüchtige hat als Kind nicht genügend gelernt, seelische Spannungen zu ertragen. Wo immer es Komplikationen gibt oder wo Enttäuschungen eintreten, flüchtet er zum Leckerbissen, der sein Gemüt einschläfert. Die schöpferische und konstruktive Fähigkeit, mit Unzuträglichkeiten der Umwelt fertig zu werden, ist in ihm reduziert. Leicht neigt er auch dann dazu, die gewöhnlich durch die Erziehung verleugnete oder abgelehnte Sexualsphäre durch die Ersatzbefriedigung des Essens zu ersetzen. Exzessive Nahrungsaufnahme ist eines der wenigen Laster, die die bürgerliche Gesellschaft billigt. Unsichere Charaktere verlegen daher ihren ganzen Lebenshunger in die Ernährung, die stellvertretend für alle möglichen Expansionsbedürfnisse einspringen kann. Die Eß-Sucht ist also nichts anderes als ein Hilfsmittel gegen die Lebensangst. Ihre Grundlagen liegen im Charakter des Fettsüchtigen, in seinem Lebensstil, der aus bestimmten Kindheitseindrücken geformt ist. Anstelle des menschlichen Kontaktes tritt dann der Hunger nach Eßbarem, respektive die mitmenschliche Beziehung erstreckt sich in den gesicherten Raum gemeinsamen Essens, gourmandhafter Gesprächsführung und anhaltenden Interesses in Fragen des Ab- oder Zunehmens. Die Leibsphäre die sonst im menschlichen Dasein in den Hintergrund treten soll, drängt sich in solchen Menschen bedeutsam hervor. Irgendwie ist hierbei die Persönlichkeitsentwicklung zu kurz gekommen; die Gemütsverfassung dicker Menschen wurde bereits hervorgehoben.

Jede gründliche Untersuchung lehrt, daß Fettsucht nicht ein organisches, sondern ein psychisches Leiden ist, respektive eine Persönlichkeitsstruktur, die in ihrem Werden in eine Sackgasse geraten ist. Die emotionale Unausgeglichenheit solcher Menschen und ihre Reaktion gegenüber der Umwelt hat zu dem Schlusse geführt, daß es sich hier um eine *Neurose* handelt, die alle Merkmale der seelischen Störung enthält. Daher gehört die Fettsucht zu den typisch psychosomatischen Krankheiten, die man auch die »menschlichen« genannt hat. Das Tier auf der freien Wildbahn wird nie fettsüchtig, indes unsere Haustiere durch Zucht oder Unabsichtlichkeit verfetten können. Das tiefere Problem des fettsuchtkranken Menschen ist weder sein Übergewicht noch seine Eßgier, gegen die er kaum ankommt: Es ist der Fehlschlag einer Entwicklung zur Selbstverwirklichung, wobei differenziertere Lebensmöglichkeiten in einem ungesunden Ernährungsregime untergegangen sind. Daher ist es ebenso geistreich wie richtig, wenn ein englischer Autor über Fettsüchtige sagt: »In jedem fetten Menschen ist ein magerer gefangen, der mit wilden Gestikulationen befreit zu werden wünscht.«

Psychotherapie der Fettsucht

Die Befreiung des mageren Menschen aus seinem Fettgefängnis ist äußerst schwierig. Allgemein werden »Abmagerungskuren« empfohlen, wobei die pharmazeutische Industrie Substanzen auf den Markt wirft, die den Appetit verringern. Auch werden ausgeklügelte Menüs zusammengestellt, deren Gehalt an Kalorien arm ist und bei denen Ballaststoffe den Hauptteil der Speisekarte ausmachen. Aber jeder Fettsüchtige hat meistens mehrere solche Kuren hinter sich und ist nach anfänglichem Erfolg zu seinen Lieblingsspeisen zurückgekehrt. Daher der andauernde Kampf um erneute Selbstbeherrschung, der teilweise an das verzweifelte Bemühen gutwilliger Alkoholiker erinnert, die ebenfalls häufig nur zeitweise ihrer Sucht entrinnen können.

Mit bloßen Diätvorschriften kommt man dem Fettsuchtkranken sicherlich nicht bei. Aus dem Obigen geht unzweideutig hervor, daß man einen Charakter, eine Persönlichkeit, eine Lebensführung ändern muß, um das überschüssige Fett loswerden zu können. Da der Fettsüchtige in seiner Korpulenz einen Schutz gegen ihn beunruhigende Lebensansprüche hat, wird er einen Schwund seiner Leibessubstanz mit diffuser oder ausdrücklicher Angst beantworten. Seine angenehmere Erscheinung nach einer Abmagerung und die erhöhte psychophysische Aktivität drängt ihn in vermehrten Kontakt mit der

Umgebung, dem er mit seiner psychischen Disposition nicht gewachsen ist. Nach einigen Anläufen in einer Abmagerungskur beginnen Fettsüchtige sich unbehaglich zu fühlen, sehnen sich nach ihrer früheren Ruhe und Gelassenheit zurück und nehmen wieder die Eßgewohnheiten an, die sie selbst als moralische Schwäche betrachten. Sie glauben, ihre Lebensprobleme nur lösen zu können, wenn sie sich auf den Ernährungssektor konzentrieren und die Sorge um die eigene Leiblichkeit anderen Interessen voranstellen.

Hier muß die Psychotherapie eingreifen und eine neue Gefühls- und Interessenwelt aufbauen. Ohne Wandlung im Lebensgefühl und in der Bereitschaft zu erhöhter mitmenschlicher Kommunikation muß der Fettsüchtige früher oder später in seinen automatischen Eßdrang zurückfallen, der Ausdruck seiner oft verborgenen, aber immer vorhandenen Mutlosigkeit ist. Anstelle der überzüchteten Eßgewohnheiten müssen mühsam neue Gewöhnungen geschaffen werden, wobei der Patient zu solchen Neuerungen nur bereit ist, wenn die Bindung an den Psychotherapeuten gut und dauerhaft ist. Man darf nicht vergessen, daß der Fettsüchtige, der abmagert, sich der Daseinsangst aussetzt. Hat er nicht gefühlsmäßigen Schutz bei seinem Therapeuten, so wird er nach kürzerer Zeit wieder sein bequemeres »Laster« wählen, das ihm zumindest Angstvermeidung verspricht. Erschwerend wirkt auch, daß manche Fettsüchtige in der Psychotherapie nicht allzu gut mitarbeiten: Ihre dominierenden Mütter haben sie nicht zu mitmenschlicher Aktivität erzogen. Daher verweist uns dieses Krankheitsbild, dessen Häufigkeit tragische Aspekte besitzt, auf eine grundsätzliche menschliche Problematik, die aus unglücklichen Kindheits- und Erziehungsbedingungen die Voraussetzungen einer Persönlichkeitsentfaltung schwerwiegend zu stören imstande ist. Die Fettsucht ist ein zivilisatorisches Leiden, das auf Fehlhaltungen des Menschen zu seiner Drang- und Wertewelt beruht und nicht so sehr durch Konstitutionen als durch Traditionen (Küchen- und Eßgewohnheiten) übertragen wird.

Die Magersucht

Der Appetit des Menschen hängt wesentlich von seinem Lebensgefühl ab. Jedermann weiß, daß Traurigkeit und Verstimmungen auch das schönste und schmackhafteste Essen verleiden können. Die Wissenschaft spricht hier von »Inappetenz«: die ganze Welt hat ihren »Anreizcharakter« in der Depression verloren. Andererseits können Frohmut und lebendiger Elan den Appetit steigern. Im Wort »Hunger« liegt auch der Beiklang von »Lebenshunger«. Wem das Leben nichts mehr sagt, den lockt auch die Speise nicht mehr. Viele neurotische Menschen, die so leicht durch Schwierigkeiten aus ihrer Bahn geworfen werden, haben sehr launischen Appetit; ihr Stimmungsbarometer läßt sich gelegentlich an ihrem Tischverhalten ablesen. Jedenfalls unterliegt das Nahrungsbedürfnis starken psychischen Einwirkungen, indem Lust und Liebe zum Essen mit der positiven Beziehung zur Umwelt zusammenhängen.

Gelegentliche Appetitlosigkeit hat noch nichts Beängstigendes. Nur verwöhnende Mütter werden in solchen Fällen in Unruhe geraten und sofort eine Krankheit wittern. Selbst diejenigen, die durch ein Tier im Haus die natürlichen Schwankungen des Appetits kennen, werden bei ihrem Kinde schnell ihre Maßstäbe verlieren und zu nervösen Maßnahmen greifen. Die Ernährung des Kindes ist für die neurotische Mutter ein komplexgeladenes Problem, an dem sie zahlreiche Unausgeglichenheiten abreagiert.

Das Verständnis für schwere Appetitstörungen, die zum eigentlichen Krankheitsbild der sogenannten Magersucht überleiten, ist nur aus der Psychologie der Nahrungsaufnahme beim Kinde zu gewinnen. In der Ernährung erlebt das Kind seine früheste Zusammenarbeit mit einem anderen menschlichen Wesen. Es erhält nicht nur die erforderlichen Aufbaustoffe für seinen Organismus, sondern spürt beim Gefüttertwerden die mütterliche Fürsorge und Liebe, die für es das Lebenselement bedeuten. Kinder, die nicht gedeihen, ermangeln seltener der Muttermilch als der mütterlichen Liebeszuwendung. Gleich einem empfindlichen Meßinstrument registriert das Kind Wesensart und Stimmungen seiner Mutter oder Pflegeperson, wobei es auf Mangelerscheinungen mit Angst oder Unlust reagiert. Man hat auch beobachtet, daß Kinder eine Speise mit einem Male nicht mehr mochten, weil sie ein Erwachsener fütterte, der eine Abneigung gegen diese Speise hatte; diese übertrug sich durch Gefühlsansteckung auf das Kind. Überhaupt ist die Ernährung ein Tummelplatz emotioneller Austauschvorgänge. Die ersten Kämpfe des Kindes mit seiner Umwelt spielen sich am Eßtisch, oft schon an der Mutterbrust und an der Saugflasche ab. Kindlicher Trotz äußert sich in beharrlicher Nahrungsverweigerung, was von seiten ungeschickter Erwachsener mit Aufregung und Fehlhaltungen von der Drohung bis zur Bitte quittiert wird. Bestimmte Müttertypen legen solchen Nachdruck auf das Essen des Kindes, daß dieses geradezu in den Nahrungstrotz hineingezwungen wird. Das »Theater am Eßtisch« verdirbt dann die Charakterentwicklung. In der Ablehnung der willigen Mitarbeit bei seiner Ernährung lehnt das Kind seine Erzieher und seine häusliche Situation ab. Daher findet man bei Eßschwierigkeiten immer auch gestörte Umweltbeziehungen, bei denen eine neurotische Färbung selten fehlt.

Die Psychoanalyse zählt alles, was mit Mund und Nahrungsaufnahme zu tun hat, zur sogenannten »oralen Phase« der kindlichen Entwicklung. In dieser geht es vor allem um die Thematik des Habenwollens, der kindlichen Aneignung der Welt. Man muß diesem Problem gar keine sexuelle Bedeutung beilegen, wie es die orthodoxen Psychoanalytiker tun; der Drang, sich Nahrung und Dinge einzuverleiben, ist urmenschlich. Beim Kleinkind, für das der Mund noch das erste Erkenntnisorgan ist, führt die erste Entwicklungsstufe seines Gemüts dazu, daß es alles in den Mund nimmt. Um seinen Trotz ausdrücken zu können, hat es kaum ein anderes Ausdrucksmittel als die Nahrungsverweigerung: Es kann auf diese Weise der Welt ein radikales »Nein!« entgegenhalten.

Aus dem frühkindlichen Trotz entwickelt sich mitunter das Krankheitsbild der »Anorexia nervosa« oder Magersucht. Überraschend auffällig sind davon Mädchen in der Pubertät betroffen – bei Knaben und Männern ist das Leiden viel seltener. Mitten in den Entwicklungsjahren beginnt ein solches Menschenkind die Nahrungsaufnahme zu verweigern. Daraus entsteht eine starke Abmagerung, die dazu führen kann, daß solche Patientinnen wie Skelette aussehen. Dem ganzen Geschehen liegt ein bewußter und unbewußter Wunsch zugrunde, nicht dick zu werden, was die Patientinnen oft auch spontan sagen: Sie haben Angst davor, daß sich ihre Körperlichkeit entfalten werde, und wollen schlank, ätherisch, schwerelos sein. Da zu diesem Bilde auch hartnäckige Verstopfung gehört, verwenden sie meist noch Abführmittel: Ihre Nahrungssabotage zwingt mitunter dazu, daß man sie mit Sonden ernähren muß. Die hochgradige Abmagerung (Kachexie) macht sie meist für Infekte sehr anfällig, an denen sie dann infolge mangelnder Abwehrstoffe zugrunde gehen. Sie siechen in ihrem Hungerzustand dahin, ihre Menstruation hört frühzeitig auf, und schließlich schwinden sie aus der Welt in einer Weise, die manche Beobachter an ätherische Auflösung erinnert hat.

(Ein ähnliches Krankheitsbild, mit dem die Magersucht nicht verwechselt werden darf, ist die *Simmondsche Kachexie*. Dies ist eine organische Erkrankung, nämlich eine Unzulänglichkeit der Hypophyse, die an der Hirnbasis als kleines hormonelles Organ die innere Sekretion weitgehend steuert. Bei dieser Hypophyseninsuffizienz magern die Patienten gleichfalls ab, werden ausgezehrt und sterben, da ihnen die Hormone fehlen, die den Eiweißanbau und zahlreiche andere Funktionen ermöglichen.)

Dem Magersuchtspatienten jedoch fehlt primär nichts Organisches. Es mag sein, daß im Verlaufe der Erkrankung auch Organschäden hinzukommen, wie dies bei längerem Hungerzustand nicht ungewöhnlich ist. Aber der Ursprung des Leidens liegt unzweifelhaft in psychischen Problemen und Konflikten, weshalb die Magersucht zu den spezifisch psychosomatischen Krankheiten gerechnet wird.

Man hat die Auffassung vertreten, daß die Magersucht eine Form eines verzögerten Selbstmordes darstellt. Diese Kranken wollen

ganz einfach nicht mehr leben: Daher ihre Weigerung, sich zu
ernähren. Hinter ihrer oft aktiven Fassade verbergen sie schwere
Depressionen und Mutlosigkeit, so daß ihr Verhalten auf ihre tiefe
Verzweiflung zurückgeführt werden muß. Sie begehen regelrecht
Suicid, indem sie nicht essen wollen. Der Grund ihrer verzweifelten
Streikhaltung kann sehr mannigfaltig sein. Allgemein jedoch wurde
gefunden, daß die Magersuchtspatientin ihre Frauenrolle nicht
annehmen will. Schon das Wachsen der Brüste und der anderen
Geschlechtsmerkmale erfüllt solche Mädchen, die zumeist aus einer
prüden, sexualverdrängenden Elternhausatmosphäre stammen, mit
Ekel und Abscheu. Sie wollen nicht Frauen werden und empfinden
daher die Menstruation als Besiegelung ihres Schicksals, gegen das
sie sich ohnmächtig auflehnen. Sie sind Rebellen an der Nahrungs-
front. Meist haben sie auch Mütter, die auf diesen Punkt besonderen Wert legen: Die Kinder ahnen, daß sie hier die Mutter an ihrer
Achillesferse treffen können. Enttäuschungen in der Liebe, unlieb-
same Sexualerfahrungen, Versagen im Beruf usw. stellen den Aus-
lösefaktor, der die Nahrungsenthaltung akut werden läßt. Nun
schrumpft der Interessenkreis einzig auf die Nahrungssphäre
zusammen, wobei die Hungernde oft zügellose Eßphantasien sich
ausmalt. Psychologisch gesehen handelt es sich um ein Rückzugs-
manöver großen Stils: Das ganze Leben wird in eine Defensive verwandelt, in den einen Wunsch, durch Trotz über die Umgebung zu
herrschen.

Die Psyche des Magersuchtpatienten

Fast immer findet man unter diesen Patienten intelligente Mädchen,
die einen angespannten Ehrgeiz haben und in der Schule gute Leistungen aufwiesen. Die trotzige Grundhaltung wurde bereits
erwähnt. Sehr oft sind auch Charakterzüge wie Neid, Gier und
Eifersucht am Werk. Die Magersüchtigen haben Phasen in ihrem
Leben, wo sie »alles haben wollen«. Dies kann sich sehr drastisch in
Freßgier umsetzen, so daß nicht selten der Magersucht eine Fettsucht voranging. Auch hängt dies mit dem Ernährungsregime einer

Mutter zusammen, die ihr Kind »stopfen will«. Es gibt Mütter, die ihre Liebe zum Kinde mit »Suppenlogik und Knödelargumenten« (Freud) bezeugen – das Kind ertrinkt in der mütterlichen Liebe und im eigenen Fett. Die Askese setzt dann ein, wenn die Liebe der Mutter angezweifelt und verloren wird: Ein bevorzugtes Geschwister kann die Lawine ins Rollen bringen. Das Nichtessen ist dann eine Äußerung feindseliger, eifersüchtiger Impulse.

Alle Beobachter stimmen darin überein, daß die Magersuchtspatientin charakterlich infantil ist. Die überaktiven Mütter lassen solchen Menschenkindern keinen Raum zur eigenständigen Expansion. Die passive Resistenz ist das letzte Refugium, in das sie sich schließlich zurückziehen. Nun wollen sie durch Hungern ihre Brüste beseitigen und durch Abtöten aller Nahrungsimpulse ein reines und unberührtes Leben führen. Ähnlich wie Mönche und Nonnen das Fasten als ein Mittel zur Heiligung der Existenz ansahen, will auch die Magersüchtige mit ihrem Eßstreik über das Menschliche hinauswachsen. Ein irregeführtes Geltungs- und Vollkommenheitsstreben lenkt sie zur Auszehrung hin, an der sie, sofern Psychotherapie nicht helfend eingreift, zuletzt stirbt.

Dem *Ekel* kommt hierbei eine pathogene Bedeutung zu. Dieser ist das spezifische Abwehrgefühl des Nahrungstraktes, zugleich auch Abwehr gegen alle Aspekte einer als schleimig, klebrig, tierisch, erdhaft empfundenen und abgelehnten Existenz. Die Träume solcher Kranken sind voll von diesen Ekelobjekten, gegen die sie sich auflehnen. Ein unbändiger, aber krankhafter Freiheitswunsch sieht dann im Nein zur Wirklichkeit seine pathologische Selbstbestätigung. Man kann diesen Trotz kaum brechen, und auch die Sondenernährung ist nur eine vorübergehende Hilfe. Erst muß die Patientin einen »Lebenswillen« bekommen, dann ißt sie von selbst. Eine Neuorientierung gegenüber dem Leben ist jedoch nur möglich durch psychotherapeutische Einwirkung.

Diese muß hauptsächlich die ungeheuren Minderwertigkeitsgefühle und Depressionen solcher Kranker bekämpfen. Hinter ihrer Stumpfheit und Abwehr steckt eine grenzenlose Resignation, die neurotischer Natur ist und bis in die Kindheit zurückreicht. Die Heilung muß über eine psychische Nacherziehung erfolgen.

Ein Beispiel aus der Praxis

Maria F. war die ältere Tochter einer wohlhabenden Familie, in der es außer ihr noch einen jüngeren Bruder gab. Die Ehe der Eltern war unglücklich; der Vater, ein gutmütiger Mann, hatte sich ganz auf sein Geschäft konzentriert, da er im Zusammenleben mit seiner Frau weder Achtung noch Anerkennung empfing. Diese war eine aktive, etwas herrschsüchtige Frau, die eine außerordentliche Beredsamkeit besaß und die Gabe zu kritischen, verletzenden Bemerkungen in hohem Grade hatte. Der Mann war im Verlaufe der Ehe impotent geworden und zog sich auf sich selbst zurück, so daß ihm die Frau öfter sein Pensionärsdasein vorwarf. Die Kinder waren von früh an Zeugen häßlicher Streitigkeiten, die in der Wortwahl keineswegs zimperlich waren.

Maria wuchs im Schatten ihres Bruders heran, der sehr verwöhnt wurde. Die Mutter setzte alle Hoffnungen in diesen Knaben, der jedoch infolge der Verzärtelung in der Schule versagte und später auch im Beruf große Schwierigkeiten hatte. Maria war als Kind sehr eifersüchtig, verlegte jedoch dann ihr Interesse vom Elternhaus auf die Schule, wo sie eine der besten Schülerinnen war. Sexuelle Aufklärung erhielt sie keine, hörte aber schon als junges Mädchen von beiden Eltern, wie unzufrieden sie mit ihrem Liebesleben seien. In tiefstem Pessimismus erlebte Maria ihre erste Menstruation und weinte fassungslos angesichts ihrer wachsenden Brüste, die sie als »widerlich« ansah. Sie gab selber an, sich in den Entwicklungsjahren heftig eingeschnürt zu haben, um die Brust unsichtbar zu machen.

Streitigkeiten in dieser Familie waren an der Tagesordnung. Maria haßte ihre Mutter, der sie eigentlich nur übermäßige Besorgnis, Launenhaftigkeit und ein unglückliches, gereiztes Gemüt vorwerfen konnte. Nichtsdestoweniger verging kein Tag ohne Zänkereien zwischen Mutter und Tochter, die mitunter handgreifliche Formen annahmen.

In der Liebe war Maria äußerst zurückhaltend. Sie hatte Bewerber und Freunde, ekelte sich aber vor intimen Berührungen, so daß sie über ihr 23. Lebensjahr hinaus keusch blieb, wiewohl es ihr an Gelegenheiten nicht gefehlt hatte. Sie war nie in ihre Liebhaber verliebt.

Mit 24 Jahren verliebte sie sich in einen Künstler, der sie zu seiner Geliebten machte und sie dann unmotiviert einfach stehen ließ. Zu diesem Zeitpunkt kam noch ein schwerer Mißerfolg in den Studien dazu, der Marias Ehrgeiz einen empfindlichen Schlag versetzte. Die Mutter sprach davon, daß sie sich überhaupt nicht fürs Studium eigne und daß sie lieber einen kaufmännischen Beruf erlernen solle.

In dieser verzweifelten Situation setzte Marias Magersucht ein. Nach wochenlangen Krisen, in denen sie weinte und oft zu Hause im Bett liegen blieb, begann sie jegliche Ernährung zu verweigern; sie nahm in kurzer Zeit 16 Kilo ab und verneinte alles Essen, so daß man sie ins Spital einweisen mußte. Die üblichen Roborantien (Appetitanreger) versagten bei ihr völlig. Glücklicherweise wurde sie unmittelbar nach dem Spitaleintritt der psychotherapeutischen Behandlung zugeführt. Diese klärte die Situation schon nach knapp einem Dutzend Besprechungen, wobei das kluge und aufgeschlossene Mädchen bald die Einsicht in die Gründe ihrer resignierten Verzagtheit gewann. Als es gelang, die Reaktionen des häuslichen Milieus umzustellen und vor allem der Mutter Einblick in das Seelenleben ihrer Tochter zu vermitteln, konnte Maria nach Hause entlassen und ambulant behandelt werden. In weiteren dreißig Sitzungen erwarb sie so viel psychische Stabilität, daß sie ihre Mißerfolge in Liebe und Studium verwand und sich mutig dem Leben wieder zu stellen begann.

Die allergischen Krankheiten

Unter diesem Begriff wird eine Krankheitsgruppe zusammengefaßt, die ein sehr verschiedenartiges Bild darbietet. Bekanntlich handelt es sich um sehr häufige Krankheiten. Statistische Untersuchungen in den USA haben ergeben, daß fast 10 Prozent der Bevölkerung dauernd, fast 70 Prozent einmal im Leben allergisch sind. Für den europäischen Kontinent gelten, je nach Gegend oder Land, geringere Zahlen, die aber immerhin Beachtung verdienen. In den letzten Jahrzehnten scheinen die Allergien im Zunehmen begriffen.

Das Wort »Allergie« stammt aus der Immunitätslehre. Es wurde eingeführt (v. Pirquet, 1906), um eine veränderte Reaktionsweise des Organismus zu bezeichnen. Diese spielt sich im Rahmen von Abwehrvorgängen ab. Wenn eiweißartige Fremdstoffe in den Körper gelangen, so wird dieser auf sie »sensibilisiert«; er bildet gegen sie Abwehrstoffe, die ihm erlauben sollen, heftiger gegen einen nochmaligen Kontakt mit dem Fremdkörper zu reagieren. Diese Antikörperbildung ist nicht unbedingt etwas Krankhaftes; sie stellt die Voraussetzung für jegliche Immunität dar. Bei der Schutzimpfung bringen wir absichtlich einen lebenden oder abgetöteten Krankheitserreger in oder unter die Haut, in den Verdauungskanal usw. – als Folge davon baut der Organismus gegen diesen Erreger Abwehrsubstanzen, die ihn jahre- oder jahrzehntelang vor einer Erkrankung schützen. Die Abwehrstoffe kreisen im Blut und ermöglichen eine rasche Reaktion gegen einen Infekt, respektive Kontakt mit dem krankheitsverursachenden Wirkungsfaktor; der Körper ist gegen diesen »allergisch« geworden. Nebenbei bemerkt, wird diese Tatsache auch in der ärztlichen Diagnostik nutzbringend verwertet; bei Verdacht auf Tuberkulose wird bei der sogenannten Mantouxprobe eine Tuberkulinverdünnung in die Haut eingespritzt; erscheint nach einer gewissen Zeit eine entzündliche Rötung und Schwellung, so darf angenommen werden, daß der Körper sich in einem Abwehrkampf gegen die Tuberkulose befindet.

Den eigentlichen Allergien ist gemeinsam, daß in ihnen Abwehrvorgänge auftreten, die weit über das normale Maß hinausschießen. Das Seltsame an diesen Krankheiten ist, daß sie nicht so sehr aus Schädigungen von außen, sondern aus Defensivmaßnahmen des Organismus selber bestehen. Das oft sehr eindrückliche Krankheitsgeschehen besteht zur Hauptsache aus einer übersteigerten Abwehr gegen Stoffe oder Umstände, die sonst ohne weiteres ertragen werden.

Die klassische Allergielehre befaßt sich vor allem mit dem Asthma bronchiale, dem Heuschnupfen, der Colitis mucosa, dem Ekzem und der Neurodermitis. Auffallend ist bei allen diesen Erkrankungen, daß sie leicht chronisch werden; wer von ihnen befallen ist, hat sie oft lebenslänglich. Dieser eigenartige Kompromiß des Organismus mit seiner Krankheit hat die Mutmaßung auf den Plan gerufen, daß der Allergiker ein besonderer Menschentypus sei. Zunächst dachte man an erbliche Mängel, an eine Schwäche in der Bildung von Abwehrstoffen (Atopie). Genauere Untersuchungen jedoch lehrten, daß der Allergiekranke körperlich *und* seelisch überempfindlich reagiert; die psychosomatische Medizin ist von der Auffassung ausgegangen, daß es sich hier um seelisch bedingte Fehlreaktionen handelt, die einzig durch Psychotherapie grundlegend behandelt werden können. Die Überempfindlichkeit des Allergikers ist eine Lebenseinstellung; so lange diese nicht verändert wird, kann man ihn in reizstofffreie Umgebung versetzen oder ihn mühselig »desensibilisieren« – er bleibt, was er ist, nämlich ein innerlich deformierter Mensch. Allergien sind »menschliche Krankheiten«, die aus der Lebensführung und Lebenssituation eines Menschen erwachsen.

Die Seele des Asthmatikers

Schon seit Jahrzehnten ist bekannt, daß das Asthma bronchiale in seinem Verlauf psychologischen Gesetzen folgt. Viele Beobachter dieser Krankheit stellten fest, daß die von ihr Befallenen ein ungewöhnlich großes Liebesbedürfnis haben. Es sind Menschentypen, deren Mutterbeziehung durch ängstliche Bindung und Furcht vor Liebesverlust gekennzeichnet ist. Irgendwie fürchten diese Menschen unbewußt, von einem ihnen bedeutsamen Partner, in der Kindheit vornehmlich der Mutter, im Stich gelassen zu werden. Oft vereinigen sie in ihrem Wesen Anlehnungsbedürftigkeit und aggressive Tendenzen, so daß sie innerlich zwischen Angst und Abwehr hin- und hergerissen sind. Ihre Sexualität ist nicht selten unentwickelt, was zu dem allgemeinen Bild einer nur unvollständigen seelischen Reife paßt. Der Asthmatiker ist im tiefsten Inneren Kind geblieben, was durchaus nicht ausschließt, daß er in einem speziellen Bereich sehr intelligent und tüchtig ist. Aber seine Gefühlssphäre wird ständig überschattet durch die erwähnte Charakterstruktur, die im wesentlichen um den schwer lösbaren Konflikt zwischen Anlehnung und Selbständigkeit kreist.

Die manifeste Erkrankung zeigt sich als ein anfallsweises Geschehen; sozusagen aus heiterem Himmel überfällt den Asthmatiker der Krampf seiner Bronchialmuskulatur, der das Ausatmen so erschweren kann, daß Erstickungsgefühl auftritt; unter Umständen kann es, bei rasch aufeinanderfolgenden Asthmaanfällen, tatsächlich zur Erstickung kommen. Man kann gelegentlich Reizstoffe – Gräserpollen, Hausstaub, Mehl, Bettfedern usw. – ausfindig machen und war früher auch geneigt, diese als schädigenden Faktor anzuschuldigen; heute jedoch nehmen wir an, daß die »allergische Grundhaltung« das Wesentliche ist, das auslösende Agens austauschbar und zweitrangig.

Der Persönlichkeitskonflikt des Asthmatikers ist eine besondere Form von Lebensangst. Durch bestimmte Bedingungen der frühen Kindheit sind diese Menschen daran gehindert worden, in normaler Weise zu reifen und sich zu entwickeln. Hinter einer Fassade von Erwachsensein bewahren sie Gefühle der Kleinheit und Hilflosigkeit, die immer dann durchbrechen, wenn ihre Beziehung zur Mutter oder einer Ersatzperson gefährdet ist. Die meisten Autoren heben hervor, daß sich der Asthmakranke durch das Gefühl maßloser Bedrohtheit auszeichnet; kleinste Enttäuschungen oder gefühlsmäßige Entbehrungen erschüttern ihn derart, daß es ihm »die Luft abschneidet«. In seiner dauernden Angespanntheit, die durch irgendwelche Belastungen ins Unerträgliche gesteigert werden kann, ist immer »dicke Luft um ihn«, die sich ihm derart auf die Brust legen kann, daß er zu ersticken meint. Es ist keine akademische Frage, zu untersuchen, ob das Erstickungsgefühl oder der asthmatische Anfall zuerst kommt. Die Psychosomatik legt uns nahe, im ängstlichen Vorgefühl der Erstickung den eigentlichen Motor des ganzen Geschehens zu erblicken, indem Angst die Krampfbereitschaft fördert, welche sich in diesem Falle besonders an den Bronchien äußert. Alle Medikamente, die den Krampf lösen, leisten demnach nur momentane Hilfe, da sie die grundlegende Angst nicht beseitigen. Nur die Psychotherapie kann durch Persönlichkeitsänderung eine angstfreie Bewältigung der Lebensschwierigkeiten ermöglichen.

Der Heuschnupfen

Jedes Jahr, zur Blütezeit von Gräsern, Bäumen, Sträuchern und Blumen, die in Europa in die Zeit von Mai bis Juli fällt, werden unzählige Menschen vom »Heuschnupfen« befallen. Diese an sich harmlose Krankheit kann zu sehr lästigen Symptomen führen: Tränenfluß, Augenjucken und Kratzen im Rachen sind Begleiterscheinungen dieser Irritation, die sich im anfallsweise heftigen Nießen bemerkbar macht. Solche Nießanfälle können pausenlos aufeinander folgen, wobei massenhaft viel dünnflüssiges Sekret abgesondert wird. Das Allgemeinbefinden ist in der Regel gestört; die Patienten leiden unter ihrer Symptomatik und können mitunter in Verstimmungen und Depressionen fallen. Oft ist die Erkrankung so quälend, daß eine Abhilfe dringend geboten ist; gutsituierte Patienten verbringen die kritische Periode des Jahres am Meer oder im Hochgebirge, indes weniger Begünstigte mit dem Riesenaufwand der modernen Pharmakologie ihr Leiden im Schach halten. Vor allem mit Nebennierenrindenhormonen hat man recht gute Resultate erzielt; aber die Wirkung dieser Heilmittel ist sehr launisch und läßt bezweifeln, ob sie an der Wurzel des Krankheitsprozesses ansetzen.

Auch hier wieder haben psychosomatische Überlegungen Entscheidendes zur Klärung beigetragen. Die Statistiken sind auf diesem Gebiet besonders lehrreich. Diese zeigen, daß es spezielle Bevölkerungsschichten sind, die zu dieser Erkrankung neigen. Intellektuelle zum Beispiel sollen 20mal häufiger davon befallen sein als Handarbeiter, die Landbevölkerung, die am meisten den pflanzlichen Reizstoffen (Pollen) ausgesetzt ist, erkrankt viel seltener als die »zugewanderten« Pfarrer, Lehrer oder Beamten. Diese »soziale Auslese« des Heuschnupfens bedarf einer psychologischen Erklärung. Schon die Gymnasiasten sind häufiger von Heufieber betroffen als ihre Kollegen, die eine Berufslehre absolvieren. Mit Recht hat man daraus den Schluß gezogen, daß Asthma und Heuschnupfen Krankheiten der »sozial Bessergestellten« sind. Diese merkwürdige Kategorie hat nur Sinn, wenn man sie mit den Erziehungs- und Lebensformen in diesen Kreisen in Zusammenhang bringt. Das Eigentümliche im Leben der sozialen Oberschicht ist wohl ein höheres Maß von erzieherischer Verzärtelung, ein betontes Prestigebedürfnis und wenig körperliche Aktivität, in der der Organismus seine Energien verbraucht.

Im Gegensatz zu manchen Autoren möchten wir nicht das angeblich »höhere Maß von Zivilisiertheit« in Rechnung stellen; uns genügt die sozialpsychologische Betrachtung, der wir gerne den Hinweis von Jores beifügen, der in einem anderen Zusammenhang auch Klima und Erlebnis aufschlußreich aufeinander bezieht: »Auch in der Erkältung ... steckt ein psychologischer Faktor, das Erlebnis der feindlichen Welt. Auch dem Klima kommt sicher nur ein sehr bedingter Einfluß zu. Man beachte einmal, daß sich noch kein physikalisch meßbarer Vorgang hat finden lassen, den wir mit dem Asthma ursächlich zusammenbringen können. Aber ebenso, wie wir dies schon für die sogenannten allergischen Faktoren sagten, ist es auch mit dem Klima. Auch das Klima wird erlebt, auch an dem Ort, an dem man lebt oder früher einmal gelebt hat, hängen untrennbar eine Fülle von Erlebniswerten ... Klima und Landschaft sind nicht Faktoren, die nur physikalisch definiert werden können, sondern sie beinhalten Erlebniswerte, die für den Menschen viel wichtiger sind als die physikalischen Größen.«

Zwei Beispiele aus der Praxis

Ein schwerer Fall von chronischem Asthma bronchiale war Rudolf L., ein 27jähriger Akademiker. Der junge Mann war als einziges Kind der Familie aufgewachsen. Sein Vater war ein eher weicher, sensibler Mensch, indes die Mutter mit ihrer Herrschsucht und Härte die Familie dominierte. Der einzige Sohn war der Abgott dieser Mutter, die ungefähr das vorstellte, was man in der angelsächsischen Literatur »overprotectiveness« (übermäßiges Beschützen) nennt. In allen Entscheidungen und Entschlüssen ihres Sohnes sprach sie das ausschlaggebende Machtwort. Sie hatte ehrgeizige Pläne mit ihm, die der durchschnittliche Schüler und allzu verzärtelte Knabe nicht erfüllen konnte. Er erhielt keine sexuelle Aufklärung und wurde von der Mutter immer vor Frauen und Liebeserlebnissen gewarnt. Als er mit 20 Jahren seine erste Liebschaft mit einem nicht ganz »standesgemäßen« Mädchen hatte, wurde diese Beziehung durch den Einspruch der Mutter gelöst. Dasselbe geschah beinahe in einer Liebschaft, die dann zur Ehe wurde; die jungen Leute harmonierten ausgezeichnet, aber es war wiederum die Mutter, die die Heirat aus konfessionellen Gründen verhindern wollte: Eine katholische Braut sei nichts für ihren (protestantischen) Sohn. Der junge Mann geriet in einen unentrinnbaren Konflikt zwischen seiner unbedingten Hörigkeit gegenüber der Mutter und seiner Liebe zur Freundin, von der er sich nicht lösen konnte. In diesem während Jahren dauernden Schwebezustand nahm sein Asthma, das er schon seit seinem 5. Lebensjahr hatte, gravierende Formen an; zeitweise geriet er in einen Status asthmaticus, der einen Spitalaufenthalt notwendig machte. Erst die Überwindung der Abhängigkeit von der Mutter, die den Weg zur Verehelichung freigab, ermöglichte die Genesung, die unter hartnäckigstem Widerstand der recht uneinsichtigen Mutter erkämpft werden mußte.

An Heuschnupfen seit der Pubertät litt ein 30jähriger Gymnasiallehrer, der ein äußerlich unauffälliges Leben führte. Es handelte sich um den jüngsten Sohn einer armen und kinderreichen Familie, der mit großen Entbehrungen das Studium durchgestanden hatte. In seinem Charakter zeigte sich ein angespannter Ehrgeiz, verbunden mit asketischer Lebenseinstellung, die in Arbeit und Pflichterfüllung die einzig wesentlichen Lebensinhalte sah. In seinem Liebesleben war er außerordentlich zurückhaltend. Trotz seines relativ reifen Alters, seiner Klugheit und seinem angenehmen Äußeren hat er lediglich einige flüchtige Liebesabenteuer gehabt, wobei es nie zu einer Dauerbindung gekommen war. Eine mimosenhafte Empfindlichkeit ließ ihn vor Freundschaft und Liebe zurückscheuen, da er befürchtete, dadurch seinen Beruf zu vernachlässigen. Eingespannt in sein nüchternes Arbeitsethos und vereinsamt hinsichtlich aller Werte des Gefühls und der mitmenschlichen Beziehung, mußte dieser Patient eine freiere und unbefangenere Lebensführung erlernen, bis er von seinem chronischen Heuschnupfen erlöst wurde. Als er eine wertvolle und ihm ebenbürtige Kameradin kennengelernt hatte, äußerte er, er erlebe nun Frühling und Sommer als »frohe Zeiten«, das Heuschnupfen hatte seinen Sinn damit verloren.

Migräne

Kopfschmerz ist ein ungemein weit verbreitetes Übel. In der ärztlichen Sprechstunde gibt es viele Patienten, die über dieses Leiden klagen. Entsprechend hoch ist auch der Pillenkonsum, mit dem diese Schmerzen bekämpft werden. Die meisten Medikamente, die schmerzlindernd wirken, greifen nur symptomatisch an. Oft tragen ihre Wirkstoffe die Gefahr in sich, den Patienten »süchtig« zu machen. Er gewöhnt sich dann derart an seine Pille, daß er ohne sie kaum leben kann. Es ist seit einiger Zeit bekannt, daß die wichtigste Ursache der Kopfschmerzen im seelischen Bereich liegt. Alle anderen Faktoren zusammen genommen – Hirntumor, Blutungen, Nervenkrankheiten, hoher Blutdruck usw. – machen nicht so viel aus wie das Psychische; man wird jedoch selbstverständlich in jedem Falle eine organische Störung auszuschließen suchen, bevor man die Diagnose »psychogen« stellt. Diese soll aber nicht als letzte Zuflucht des Diagnostikers dienen, wenn er sonst nicht mehr weiter kommt: der psychogene Kopfwehpatient hat ganz spezifische Probleme und Konflikte, die sich dem sorgfältigen psychotherapeutischen Gespräch leicht erschließen.

Die Migräne ist eine besondere Spielart meist schwerer Kopfschmerzen. Ihr Charakteristikum ist der »halbseitige Kopfschmerz«, wie dies schon der aus dem Französischen stammende Name andeutet. Sie tritt anfallsweise auf und hat Begleitsymptome wie Übelkeit, Appetitlosigkeit, Erbrechen, Augenflimmern, Brechreiz, Lichtempfindlichkeit, Unruhe usw. Da dem Anfall mitunter ein »Vorgefühl« (Aura) vorausgeht, hat man dieses Leiden mit der Epilepsie vergli-

chen. Wiewohl Migräne eine harmlosere Krankheit ist, weiß jeder,
der Migränepatienten kennt, in welch schwere Zustände solche Patienten geraten können.

Frauen sind einige Male häufiger betroffen als Männer, wofür es
noch keine plausible Erklärung gibt. Man hat angenommen, daß
irgendwelche Hormone hierbei eine Rolle spielen, ausgehend von
der Beobachtung, daß Migräne bei Menstruation gehäuft und in der
Schwangerschaft mitunter seltener ist. Der Umstand, daß in derselben Familie Migränepatienten auftreten, hat die naheliegende Vermutung der Vererbung einer Krankheitsdisposition wahrscheinlich
gemacht; manche Autoren, denen die überwiegende Anfälligkeit der
Frauen auffiel, meinten, es handle sich um eine Erbeigenschaft »in
der weiblichen Linie«.

Physiologie des Kopfschmerzes

Die älteren Auffassungen gingen davon aus, daß der Kopfschmerz
durch eine Verkrampfung der Gefäße im Hirn und in den Hirnhäu-
ten entstehe. Daran ist so viel richtig, daß das einleitende Geschehen
tatsächlich ein Gefäßkrampf zu sein scheint. Daraus kann Blutleere
im Gehirn folgen, auf die man einen Teil der Begleitsymptome eventuell zurückführen kann. Neuere Forschungen legen jedoch den
Schwerpunkt auf die nach dem Krampf einsetzende Erweiterung der
Gefäße, die sich mit einem Übermaß von Blut füllen und dadurch
bestimmte Schmerzrezeptoren reizen. Ein Teil der Hirngefäße verfügt über solche Rezeptoren, ebenso die »harte Hirnhaut«. Werden
derartige Blutleiter nach dem Krampf kompensatorisch allzusehr
ausgeweitet, so ist eine mechanisch abzuleitende Schmerzempfindung verständlich, daher auch die Möglichkeit, solche Schmerzen
mit einem Gefäßkontraktion erzeugenden Mittel (zum Beispiel Gy-
nergen) zu kupieren.

Die Erfahrung, daß auch äußere Faktoren den Migräneanfall
auslösen lassen, hat diese Krankheit in die Nähe der Allergien
gerückt. In manchen Fällen kann ein Wetterumschlag Migräne
bewirken, das Föhnkopfweh ist im Voralpengebiet eine sehr
bekannte Erscheinung. Auch gewisse Nahrungsmittel werden ange-

schuldigt, gegen die Überempfindlichkeit bestehen kann; Ähnlich wie der Allergiker, scheint der Migränepatient allgemein »überempfindlich« zu reagieren. Die Einhaltung von Diät hat gelegentlich Heilungen erzielt, versagt jedoch viel öfter vollständig. Die bereits erwähnte Mutmaßung einer hormonalen Störung wurde dadurch bekräftigt, daß Frauen in der Menopause, das heißt nach Aussetzen ihrer Menstruation, manchmal schlagartig von ihrer Migräne befreit sind. Aber die Hormonwirkungen sind selber nur etwas Vorläufiges; hinter ihnen steht das ganzheitliche Erleben des Organismus. Dieses wird auch nicht erfaßt, wenn man die Migräne auf Irritationen des »vegetativen Nervensystems« zurückführen will. Sicherlich sind Gefäßkrämpfe und -erweiterungen vom vegetativen oder autonomen Nervensystem gesteuert; man weiß heute, daß der Sympathikus ein Gefäßverengerer, der Parasympathikus ein Gefäßerweiterer ist. So ist es naheliegend, die der Migräne zugrundeliegende Abfolge von Gefäßkrämpfen und -dilatationen auf ein verfehltes Zusammenspiel der beiden, sonst außerordentlich fein abgestimmten Nervengeflechte zu reduzieren; aber in Wirklichkeit sind diese »autonomen Nerven« keineswegs so selbstherrlich, wie sie den Physiologen erschienen. Sie werden vielmehr gelenkt vom Zwischenhirn und damit, ähnlich wie die hormonalen Drüsen, von der Ganzheit des Menschen, die wir auch Psyche nennen dürfen. Daher liegt der eigentliche Schlüssel zur Migräne in der psychosomatischen Betrachtungsweise.

Psychologie des Migränepatienten

Die psychosomatischen Befunde weisen darauf hin, daß der Migränepatient an bestimmten Persönlichkeitsproblemen leidet. Seine Einstellung zum Leben und zu den Mitmenschen ist auf spezifische Weise deformiert. Er fühlt sich den Anforderungen seiner Umwelt und der menschlichen Beziehungen nicht gewachsen. Daher unter anderem auch die charakteristische Beobachtung, daß der Migräniker morgens schmerzfrei erwacht und sein Leiden erst im Verlaufe des Vormittags aufzutreten pflegt. Das Bewußtwerden der täglichen

Aufgaben und die Angst vor ihnen führt zum morgendlichen Kopfweh, das mit erstaunlicher Häufigkeit festgestellt werden kann.

Der Umstand, daß die Menstruation den Migräneanfall häuft, muß nicht auf rätselhafte Hormonspiegel-Schwankungen zurückgeführt werden. Man kann sich denken, daß dieses »biologische Tief« eine psychische Mutlosigkeit exzessiv werden läßt. Auch werden Frauen, die mit ihrer Geschlechtsrolle und ihrem Liebesleben unzufrieden sind, die Periode mit größtenteils unbewußten Verstimmungen erleben. Die meisten Forscher haben bei der Migränepatientin sexuelle Probleme beschrieben: Frigidität soll mehr als bei anderen Krankheiten auffällig geworden sein. Daher könnte auch das Klimakterium, das gelegentlich ein Abflauen der sexuellen Aktivität mit sich bringt, ein Lebensproblem ausschalten oder reduzieren, das »Kopfschmerzen bereitet hat«. Jedenfalls müssen wir beim Migränepatienten die psychische Abklärung versuchen, die zum Verständnis der Symptomatik sehr viel beizutragen hat.

Eine leicht überdurchschnittliche Krampfbereitschaft der Gefäße vorausgesetzt, ist es uns durchaus verständlich, wieso bestimmte Menschentypen auf ihre Lebenssituation mit Krampfanfällen der Blutleiter zu antworten pflegen. Einige Beobachter fanden, daß ihre Patienten das Leiden erst bekamen, als sie aus dem Elternhaus in das als feindlich empfundene Leben hinaustraten. Nach H. Wolff, dessen Arbeiten ein helles Licht auf die Entstehung der verschiedenartigen Kopfschmerzen geworfen haben, sind Migränekranke reizbar, überempfindlich, ehrgeizig, von einem zwanghaften Vollkommenheitsstreben getrieben, feindselig und ressentimentgeladen. Auch andere Untersucher wiesen auf Perfektionismus und Neidgefühle hin; Sie gewannen den Eindruck, daß der Migräniker eine unterdrückte Wut in sich trägt; in der Psychotherapie zeigte sich mitunter, daß ein kräftiges Schimpfen (als »Abreagieren«) den Anfall verhindern konnte. Da die Frauen ihr Ressentiment gegen die Männerwelt zumeist unterdrücken müssen und weit öfter geneigt sind, ihre Unzufriedenheit mit der Welt in Form des Leidens auszudrücken (von den Tränen bis zur Hysterie), könnte ihre Bevorzugung dieser Krankheitsform eine rein psychogene Ursache haben. Die körperlichen Vorgänge, auf die frühere Forschungen so großes Gewicht legten, wären dann ein Spiegel psychischer Prozesse, etwa in dem Sinne, wie G. Schwöbel schreibt: »Es scheint uns, daß die vasomotorischen Vorgänge, das Sicherweiten der großen und das Zusammenziehen der kleinen Kopfarterien gewissermaßen veranschaulichen, was dabei im ganzen Menschen geschieht, nämlich ein Verkrampfen, Andrängen und Stauen, das mit guten Gründen als Abwehr gegen den andrängenden erotisch-sexuellen Lebensbereich verstanden werden kann. Wir erwähnten auch die Zirkulationsstörungen in Gesicht, Händen und Füßen und möchten jetzt an dieser Stelle daran erinnern, daß das Blut immer wieder als ›Lebenssaft‹, ›Lebenskraft‹ oder auch ›Leben‹ schlechthin bezeichnet wurde. Wir haben also im Migräneanfall ein leiblich ausgetragenes Sichsperren gegen das andrängende lebendige ›Leben‹ schlechthin.«

Diesem Sichsperren gegen das unbefangene, freie und schöpferische, lebendige Sich-Entwickeln kann naturgemäß kein Medikament beikommen. Einzig die Psychotherapie ist in der Lage, den Migränepatienten in seinem innersten Anliegen zu verstehen und ihm in seiner Not zu helfen.

Zwei Beispiele aus der Praxis

Anita S. war eine 26jährige Akademikerin, die uns wegen Migräne seit ihrem 15. Lebensjahre aufsuchte. Sie war das einzige Kind einer schlechten Ehe, die nur aus konventionellen Gründen aufrecht erhalten wurde. Der Vater dominierte durchaus in diesem Eheverhältnis, indem er durch seine Intelligenz und seine beruflichen Erfolge die »Hausfrau Mutter« zu überragen schien. Anita hatte denn auch früh den Vater zu ihrem Ideal erwählt, was in ihrer Studienrichtung und in betont intellektueller Haltung zum Ausdruck kam.

Die Erziehungsmethode dieser Familie, was bei einem einzigen Kind ohnehin schwer zu vermeiden ist, war grenzenlose Verzärtelung. Anita war daran gewöhnt, der »Herr im Haus« zu sein. Alles richtete sich nach ihren Wünschen und Forderungen: Vor allem die Mutter, die durch die Ehe mit dem seine Überlegenheit ständig ausspielenden Gatten in ihrer offenbar masochistischen Grundhaltung bestärkt worden war, war ein »Dienstbote« ihrer akademischen Tochter. Sie mußte ihr zum Beispiel das Morgenessen ins Bett brin-

gen, und wenn sie dagegen aufbegehrte, kam es zu einem Migräneanfall, der allem Widerstand ein Ende bereitete.

Die sexuelle Erziehung war prüde gewesen. Anita hatte zwar
durch mehrere, zum Teil unschöne Erfahrungen sich zu einer äußer-
lichen sexuellen Angepaßtheit durchgerungen, war aber gegenüber
ihren Liebespartnern launisch und herrschsüchtig, so daß sich die
meisten Bindungen nach kurzer Zeit auflösten. In ihren Studien war
sie erfolgreich, galt als intelligent, wenngleich sie meist »Einzelgän-
gerin« blieb, der man Stolz und Unnahbarkeit nachsagte.

Ihre Migräneanfälle traten mit solcher »Zuverlässigkeit« bei Ver-
letzungen ihres Stolzes und ihrer Überempfindlichkeit ein, daß sich
die Patientin der Einsicht in diesen Zusammenhang nicht entziehen
konnte. Die Psychotherapie mußte auch das Verhältnis zur Mutter
verbessern, indem sie die einseitige Parteinahme der Tochter für den
angeblich so überragenden Vater dämpfen konnte. Damit wurde
auch ein besseres Verhältnis zu ihrer Weiblichkeit angebahnt; so
konnte sich ihre durch Erziehungsfehler verschüttete Liebesfähigkeit
befreien, was in der Änderung ihres beruflichen und mitmenschlichen »Lebensstiles« deutlich manifest wurde.

Seelische Ursachen
der Hautkrankheiten

Arthur Jores schreibt in seinem Werk »*Der Mensch und seine Krankheiten*« über Erkrankungen. die durch seelische Voraussetzungen bedingt sind:

»Damit erhalten solche Krankheiten ein ausgesprochen individuelles Gepräge und können daher auch in ihrem Verlauf nicht vorausgesehen werden. Je geringer der Anteil des inneren Faktors ist, desto typischer und gleichförmiger ist der Krankheitsverlauf (zum Beispiel Malaria oder akute Infektionen). Aber schon bei der frischen Tuberkulose eine Prognose zu stellen, ist fast unmöglich, und völlig unmöglich ist es, einem Patienten, der zum ersten Male mit einem Ulcus zu uns kommt, zu sagen, ob sich diese Erkrankung wiederholen, ob sie ihn durch sein ganzes Leben begleiten oder ob es bei dieser einmaligen Manifestation sein Bewenden haben wird. Das hängt eben von der Gesamtpersönlichkeit ab, in die wir nur bei psychologischer Betrachtung einen Einblick gewinnen können.«

Auch die Hautkrankheiten sind sehr oft psychisch verursacht. Die psychosomatische Literatur betrachtet die Haut als ein wesentliches Ausdrucksorgan für Zustände des Seelenlebens. Es wird darauf hingewiesen, daß einzig das Auge psychische Zustandsbilder so fein und nuanciert zur Darstellung bringt wie die Haut, deren Beziehung zur Psyche außerordentlich eng ist. Man erinnere sich etwa daran, daß viele Menschen in bedrängten Situationen, die vor allem ihr Schamgefühl oder ihre Furchtsamkeit ansprechen, erröten oder erblassen; andere wieder beginnen bei Angst oder Aufregung zu schwitzen, bekommen »Gänsehaut« oder erleiden jedenfalls Tonusschwankungen, die experimentell feststellbar sind. Der Zusammenhang zwischen dem Gemütsleben des Menschen und dem Erscheinungsbild seiner Haut ist so offenkundig, daß er kaum übersehen werden kann, die psychosomatische Wissenschaft, hat uns eine ganze Reihe von Hautaffektionen als Folgezustände psychischen Versagens verstehen gelehrt. Darunter figurieren unter anderem: Ekzeme – Urtikaria – Pruritus – angioneurotische Oedeme – plötzlicher Haarverlust – Akne – plötzliches Ergrauen der Haare – allergische Zustände – Neurodermitis – Psoriasis usw.

Ein Fall von Neurodermitis und Asthma bronchiale

Die Neurodermitis wird allgemein zur Gruppe der Ekzemkrankheiten gerechnet, beansprucht aber durch ihr klinisches Verhalten eine Sonderstellung. Sie beginnt mit einem anfallsweise auftretenden Juckreiz, auf den die Entstehung gelblich-bräunlicher Knötchen folgt: Kratznarben und Eiterungen komplizieren das Krankheitsbild, das äußerst quälend sein kann. Es ist von jeher aufgefallen, daß die Neurodermitis-Patienten eine eigenartige psychische Struktur besitzen, in der Überempfindlichkeit, Angst und Selbstunsicherheit dominieren. Zur Illustration der psychischen Seite dieser Erkrankung geben wir hier eine Fall-Schilderung, die uns als typisch erscheint.

Der Patient, ein 46jähriger Mann, ist als einziges Kind in einer kleinbürgerlichen Familie aufgewachsen. Ein sehr strenger Vater war der Alptraum seiner Kindheit und Jugend, die er als recht unglücklich bezeichnet. Die steife und konventionelle Ehe der Eltern bot für wenig Zärtlichkeit Raum, so daß der Patient in einer »gefühlssterilen Atmosphäre« aufwuchs. Die einschüchternde Autorität des Vaters erlaubte keine freie Persönlichkeitsentfaltung. Schon in den Schuljahren traten Ekzeme und Asthma auf, die vor allem in der Pubertät – als das Onanieproblem aktuell wurde und der Patient aus einem Buch der elterlichen Bibliothek über die angeblichen Schäden der Selbstbefriedigung erfuhr – gravierende Formen annahmen. Die

Heirat erfolgte mit 24 Jahren und führte zu einem befriedigenden Verhältnis, das auch heute noch tragfähig und konfliktlos ist. Der Patient hat zwei erwachsene Kinder, denen er Freund und Kamerad ist.

Die Krankheitsschübe kamen immer in Krisenzeiten des Lebens. Bei einem Gebirgskurs im Militärdienst, der ungewöhnliche Anstrengungen erforderte, erfolgte ein Rezidiv; ebenso anläßlich einer Höhenkur in Davos wegen eines Schattens auf der Lunge, die den Patienten sehr deprimierte; bei einer Geschäftskrise, die schwere finanzielle Verluste mit sich brachte, und schließlich bei einem Domizilwechsel, aus dem sich viele Umstellungen praktischer Art ergaben.

Aus der psychologischen Anamnese wurde deutlich, daß der Patient hinter einer Fassade von Lebenstüchtigkeit und geordnetem Familienleben empfindlich und selbstunsicher war. Zu seinen Eltern hatte er seit Jahren keinen Kontakt mehr, da sie »ihn einmal beleidigt hatten«. Ein pessimistischer Grundzug überschattete alle Unternehmungen und Beziehungen des Patienten, der aus seiner unglücklichen Kindheit eine falsche Lebenseinstellung erworben hatte. Diese war durch eine zwanghafte Konventionalität und Ordnungsgemäßheit gekennzeichnet: Die Schübe von Neurodermitis und Asthma bronchiale, die stets von neuem in das anscheinend »perfekte« Leben einbrachen, zeigten wie ein Indikator, wie unbehaglich es dem Patienten wurde, wann immer in einer Lebenssituation Anklänge an Versagen, Nichtgelingen oder Unsicherheit auftauchten.

Die Psychotherapie mußte vor allem diese charakterlichen Fehlhaltungen einer eingehenden Analyse unterziehen. Sie bestätigte in vollem Umfang, was die Psychosomatik über derartige Patienten aussagt, nämlich, »daß es sich um Menschen handelt, die gespannt sind, sich schwer zu entspannen vermögen, ein starkes Bedürfnis nach Anerkennung und Erfolg haben ... die ungeduldig, reizbar sind, die die Ansprüche der anderen an sie als Eingriffe und Eindrängungen betrachten... Dazu kommt eine gewisse Sentimentalität und ein gewisses Gefühl der Enttäuschung über andere und die Welt« *(E. Stern).*

Ein Fall von Psoriasis (Schuppenflechte)

Die Psoriasis oder Schuppenflechte ist eine häufige und hartnäckige Erkrankung. Sie überdeckt die Haut mit rot-weißlichen Schuppen, die oft fleckenweise oder über den ganzen Körper verstreut aufschießen. Man kennt verschiedene Formen dieses Leidens, das im allgemeinen chronisch ist und oft ein ganzes Leben lang andauert. Die Ursache ist heute noch unbekannt. Das familiäre Auftreten läßt vermuten, daß ein konstitutioneller Faktor mitwirkt; die Psychosomatik hat aber auch hier zeigen können, daß psychische Ursachen für die Krankheitsschübe wesentlich sind. Auch hierzu ein Beispiel aus der psychotherapeutischen Erfahrung:

Eine 34jährige Patientin mit akuter Psoriasis hat schon mehrfach monatelang unter Psoriasis gelitten, wobei dazwischen immer krankheitsfreie Intervalle auftreten. Sie stammt aus einer zerrütteten Ehe und hat einen Großteil ihrer Jugend in Kinderheimen verbracht. Aus ihrer Kindheit hat sie fast ausschließlich trostlose und traurige Erinnerungen, sie hatte nie das Erlebnis einer echten, familiären Umgebung. Sie soll ein sehr stilles Kind gewesen sein; nach Aussage ihrer Mutter hätte man sie in einen Winkel setzen können, und dann wäre nichts von ihr zu hören gewesen. Infolge dieser Kontaktlosigkeit mit der Umwelt war sie auch eine schlechte Schülerin; praktische Geschicklichkeit erwarb sie leicht, aber im schulischen Lernen blieb ihr jeder Erfolg versagt. Sexuelle Aufklärung fehlte vollständig, das Auftreten der ersten Menstruation löste panischen Schrecken aus, an den sie sich heute noch lebhaft erinnert. Auch die Ehe, die sie mit 26 Jahren schloß, führte zu keinen glücklichen Verhältnissen. Der Mann läßt sie oft allein, um seine Abende im Wirtshaus zu verbringen. Auch an Sonntagen, wo er den Fußballplatz besucht, bleibt sie vereinsamt zu Hause und weint stundenlang. Sie hat große finanzielle Sorgen, da ihr der Mann von seinem ordentlichen Verdienst nur einen winzigen Bruchteil für den Haushalt überläßt. In sexueller Hinsicht ist sie absolut frigid.

Die Psoriasisschübe stehen zeitlich mit schweren Enttäuschungen und Erschütterungen ihres Gemütslebens in Zusammenhang. Der erste Schub erfolgte, als sie mit einem ungeliebten Mann intime Kontakte aufnahm und monatelang in ihrer Unaufgeklärtheit von

Schwangerschaftsfurcht geplagt war. Ein weiterer Schub kam nach der Geburt ihres ersten Kindes, auf das sie sich infolge ihrer ungünstigen Ehesituation »nicht recht freuen konnte«: Sie habe anfänglich das Kind nur als zusätzliche Last empfunden und es erst mit der Zeit lieben gelernt. Die akute Erkrankung war auf eine wochenlange Verstimmung mit dem Ehegatten ausgebrochen, nachdem sich dieser gänzlich von ihr zurückgezogen hatte. Sie war dadurch eifersüchtig geworden und befürchtete, daß er nun eine Geliebte habe.

Die psychosomatische Erklärung dieser Psoriasis muß annehmen, daß die fehlende Nestwärme und Geborgenheit der Patientin in den Jugendjahren eine passive, pessimistische und entmutigte Persönlichkeitsentwicklung einleitete, die den Anforderungen von Liebe, Sexualität und Ehe nicht gewachsen war. Das Verhalten des Ehemannes schuf zusätzliche traumatische Momente, die zur psychischen Überforderung führten, welche sich letztlich in der Hautkrankheit ihren Ausdruck verschaffte. Im vorliegenden Falle war es notwendig, in koordinierten Aussprachen mit der Patientin und ihrem Gatten die Ehesituation abzuklären; als es gelang, eine entscheidende Verbesserung anzubahnen, verschwand die Psoriasis und ist seit einigen Jahren nicht mehr erschienen.

Ekzem und Psyche

Auch das Ekzem ist eine schubweise auftretende Hautkrankheit von außerordentlicher Häufigkeit. Sie zeigt sich als Rötung, Bläschen-, Schuppen- und Krustenbildung, Nässen und Hautverdickung an den ekzematisierten Stellen. In den Fällen der sogenannten *Kontaktekzeme* handelt es sich um Allergisierung mit bestimmten Stoffen, die experimentell (Läppchenprobe) ermittelt werden können; der Kranke muß dann darauf achten, mit diesem Stoffe nicht mehr in Berührung zu kommen. Aber bei vielen Ekzemen bleibt die eigentliche Ursache unbekannt; auch ist mit der Entdeckung eines allergisierenden Stoffes beim Kontaktekzem noch nicht erklärt, warum eine an sich harmlose Substanz solche Überempfindlichkeitsreaktionen auslöst. Wiederum ist es der psychosomatischen Betrachtungs-

weise vorbehalten, seelische Ursachen aufzudecken, die zumindest
teilweise für die Ekzemkrankheit verantwortlich sind. Auch hierzu
ein Beispiel aus der Praxis:

Ein 36jähriger Kaufmann litt seit Jahren an einem rezidivierenden
Ekzem, das jeglicher Therapie Trotz bot. Seine Hände waren
hauptsächlich davon befallen und waren durch Rötung, Schuppung
und Superinfektionen beinahe entstellt. Auch war ein starker
Juckreiz vorhanden, so daß der Patient zumeist im Schlafe seine
Hände wundkratzte.

Die psychologische Anamnese ergab interessante Aufschlüsse über
seelische Zusammenhänge dieser Symptomatik. Der Patient ist als
einziges Kind einer Scheidungsehe aufgewachsen. Er erhielt größtenteils eine »Großmutter-Erziehung«, die aber im Gegensatz zur üblichen Verzärtelung durch äußerste Härte und Strenge gekennzeichnet
war. Auch die Mutter war eine eher verstandesmäßige, nüchterne
Person, die sehr viel auf Pflichterfüllung gab, aber selten spontane
Äußerungen von Zärtlichkeit zeigte. Unser Patient ist selber unter
dem Eindruck dieser Erzieherpersönlichkeiten zu einem nervösen
Menschen geworden, der unter einer äußeren Fassade von Wohlan-
gepaßtheit innere Spannungen und Konflikte verbarg.

Als 28jähriger lernte er seine jetzige Frau kennen. Unter dem Einfluß ihrer Familie trat er einer Sekte bei, die nur Laienprediger kennt
und die von der Erwartung getragen war, daß der Heiland im Laufe
der nächsten Jahre auf Erden erscheinen werde. In dieser Sekte
wurde der Patient zu einem eifrigen Mitglied, das einen Großteil seiner Freizeit der Werbung neuer »Anhänger« opferte. Auf Grund der
in diesen Kreisen erworbenen puritanischen Lebensauffassung
untersagte er sich jede Intimität mit seiner Braut, was zu erheblichen
inneren Spannungen und Nöten führte. Auch fühlte er sich im
Berufsmilieu unwohl, da ihn die sektiererische Lehre seiner Umgebung entfremdete.

Die Psychotherapie mußte die übertriebenen Moralvorstellungen
des Patienten auf ein erträglicheres Maß reduzieren. Sie lehrte ihn,
Religionsfragen in einem toleranteren Lichte zu sehen. Auch konnte
dem jungen Paare eine gesündere Einstellung zum Liebesleben vermittelt werden. Nach drei Monaten psychotherapeutischer Behandlung war der Patient viel zugänglicher und aufgeschlossener, trat aus

seiner Sekte aus und widmete seine Freizeit seiner persönlichen Weiterbildung. Die Änderung seiner psychischen Gesamtverfassung brachte geradezu »schlagartig« das Ekzem zum Verschwinden, es ist seit drei Jahren nicht mehr wiedergekommen.

Der Rheumatismus

Der Rheumatismus oder das »Gliederreißen« ist eine seit langem bekannte, außerordentlich weit verbreitete Krankheit. Nach statistischen Erhebungen ist er eine der Hauptursachen für Arbeitsunfähigkeit; gemäß vielen Untersuchern soll er sogar hinsichtlich der Arbeitstage, die seinetwegen pro Jahr ausfallen, an der Spitze aller Krankheiten stehen. Jedenfalls handelt es sich um ein Leiden von großer sozialer und menschlicher Bedeutung. Das Bild des von Schmerzen und entzündlichen Muskel- wie auch Gelenkschwellungen geplagten Patienten kehrt oft in der ärztlichen Praxis wieder. Da Rheuma in der Regel eine chronische Krankheit ist, hat man solche Patienten »auf Lebzeiten«, wobei man ihre Nöte wohl lindern, aber bedauerlicherweise seltener ganz beseitigen kann. Das Typische dieser Erkrankung liegt unter anderem auch darin, daß Phasen der Ruhe mit solchen des akuten Aufflackerns wechseln; dabei können die Krankheitserscheinungen im Körper ihren Angriffsort wechseln, sozusagen »herumfließen«, worauf auch der Name (aus dem Griechischen: fließen) hinweist.

Unter dem Begriff Rheumatismus werden zahlreiche, sehr verschiedene Krankheitsbilder zusammengefaßt. Darunter figurieren der akute Gelenkrheumatismus, der primäre und der sekundäre chronische Gelenkrheumatismus, die Arthritis deformans, die Spondylitis ankylopoetika (Bechterew), der Muskelrheumatismus mit Muskelentzündungen usw. Das Gemeinsame dieser sehr voneinander abweichenden Krankheiten ist, daß bei ihnen allen das Binde- und Stützgewebe befallen ist. Diese im ganzen Körper verteilte

Gewebsart hat einen gemeinsamen Ursprung in einem bestimmten
»Keimblatt« des embryonalen Organismus, aus dem sich später
Muskeln, Sehnen, Knochen, Gelenkskapseln usw. entwickeln. In diesem Bestandteil ist ein wichtiger Aufbaufaktor das sogenannte Kol-
lagen, welches ein Eiweiß mit sehr komplizierter chemischer Formel
ist; da sich an ihm die rheumatischen Störungen besonders eindrücklich abspielen, hat man diese Erkrankungen als »Kollageno-
sen« (Klemperer) zusammengefaßt. Mit dem Namen hat sich jedoch
nicht auch die Erklärung für diese Krankheitsgruppe eingestellt;
noch ist diesbezüglich vieles unklar, wenngleich sich in den letzten
Jahren wesentliche Fortschritte in der Erkenntnis des Rheuma und
seiner Therapie erzielen ließen.

Rheumatismus:
eine Überempfindlichkeitsreaktion

Dem Arzte präsentiert sich der Rheumakranke mit schmerz- und fie-
berhaften Entzündungen, die an Sehnenscheiden und Muskeln, an
der Herzinnenhaut, im Herzmuskel, an Gefäßen und Teilen des Ner-
vengewebes angreifen können. Die Blutsenkungsgeschwindigkeit ist
oft ein empfindlicher Test für den rheumatischen Schub, der die ärztliche Diagnose unterstützt; man findet im Blute vor allem auch
Immunstoffe, die in sehr vielen Fällen charakteristisch sind. Alle
Beobachtungen legen nahe, im rheumatischen Geschehen einen
Abwehrvorgang des Organismus anzunehmen, der gegen bestimmte
Reizkörper gerichtet ist; vor allem wurden im Blute der Rheumatiker Abwehrstoffe gegen Bakterien oder Bakterien-Eiweiße gefunden,
wobei der sogenannte A-Streptokokkus eine dominierende Rolle
spielt. Dieses Bakterium, das in perlschnurartigen, kettenförmigen
Gebilden wächst, ist ein Bewohner der menschlichen Haut oder des
oberen Atmungs- und Verdauungstraktes, das eventuell lange Zeit
harmlos bleibt und unter besonderen Bedingungen (herabgesetzte
Widerstandskraft) krankheitsverursachend wirkt; es ist dann fähig,
sich im Blute und in den Organen zu vermehren und eiterförmige
Gewebseinschmelzungen zu erzeugen. Solche Eiterherde können

überall im Körper sitzen; bevorzugt sind Zähne (Wurzelgranulome), Mandeln, Nasennebenhöhlen, Gallenblase, Wurmfortsatz, weibliche Geschlechtsorgane usw.

Von diesen Herdinfektionen können die Bakterien ihre Eiweiße ins Blut abgeben, worauf der Körper auf sie »sensibilisiert« wird; man stellt sich heute vor, daß ein Überschießen dieser Abwehrreaktion den entzündlichen Rheumaerscheinungen zugrundeliegt. Indem der Organismus seine Abwehr gewissermaßen »übertreibt«, erzeugt er an den verschiedensten Orten die Entzündungen und Rheumagranulome, die überall Schmerzen und Gewebsschäden setzen können. Kennzeichnend ist der chronische Verlauf mit Neigung zu Besserungen und Rückfällen, die anscheinend ganz regellos erfolgen; speziell gefürchtet ist der Befall der Herzklappen, wo der Rheumatismus dauernde Klappenfehler (Herzfehler) hinterlassen kann.

Daher ist es das Anliegen jeder sorgfältigen Rheumatismusbehandlung, die Krankheit in Schach zu halten und ihre Schübe nicht auf die inneren Organe übergreifen zu lassen; die Hoffnungen, die sich hierbei auf die Entfernung aller oben erwähnten Infektionsherde anknüpften, haben sich jedoch leider nur zu einem geringen Teil bewährt. Viele Patienten, die alle Zähne, die Mandeln, den Blinddarm und eventuell auch ihre Gallenblase der Rheumabekämpfung opferten, behielten ihr Leiden weiterhin, so daß sich die Annahme aufdrängt, es könnten bei dieser Krankheit noch weitere Ursachen beteiligt sein. Die Tatsache, daß das Rheuma alle Kennzeichen einer Überempfindlichkeitsreaktion zeigt, läßt vermuten, daß diese Störung in der Nähe der Allergien liegt und wie diese nicht eine rein körperliche, sondern eine leibseelische Erkrankung ist.

Seelische Ursachen des Rheuma

Schon seit Jahrzehnten haben die Ärzte festgestellt, daß seelische Faktoren den Verlauf der Rheumakrankheit wesentlich beeinflussen. Aber erst in der jüngsten Vergangenheit wurden Forschungen durchgeführt, die uns mit der Persönlichkeit des Rheumapatienten bekannt machen. Vor allem die Seelenärzte konnten zeigen, daß vom

Rheumatismus ein bestimmter Menschentyp befallen wird, der an besonderen Problemen und Lebensschwierigkeiten leidet. Daher wurde diese Erkrankung in die psychosomatischen Krankheiten eingereiht, die allesamt nicht ein nur körperliches Geschehen, sondern Ausdruck für eine spezifische Persönlichkeitsartung und Lebenskonflikte mannigfacher Art darstellen.

Amerikanische Forscher haben darauf hingewiesen, daß der Rheumapatient eine eigenartige »Lebenshaltung« besitzt. Dieses Wort ist beinahe wörtlich zu nehmen; schon in der Körperhaltung des Rheumatikers zeigten sich, durch elektrische Ströme nachweisbar, vermehrte Muskelspannungen und Verkrampftheiten, die auf innere Unsicherheit schließen ließen. Meist handelt es sich hierbei um Menschen, die in der Jugend viel Bewegungslust hatten und im späteren Leben zu einer körperlich und seelisch »eingezwängten« Lebensführung übergingen. Sie unterwarfen sich dem Zwang der Verhältnisse und nahmen eine passive Einstellung an, zu der sie im inneren Protest standen. Da Frauen in der Überzahl an diesem Leiden erkranken, war es interessant, ihre seelische Verfassung eingehender zu studieren. Bei der Rheumatikerin wurde unter anderem entdeckt, daß an ihr tiefe Unzufriedenheit nagt und daß sie bei allen möglichen seelischen Belastungen – Enttäuschungen und wirkliche oder vermeintliche Überforderungen – in ihre Krankheit oder deren Verschlimmerungen verfällt. Der »Schub« hängt oft so eindeutig mit psychischen Notsituationen zusammen, daß eine einigermaßen sorgfältige Abklärung, die außer den Schmerzen und Fieberkurven auch das Innenleben der Patientin berücksichtigt, dies kaum übersehen kann.

Man hat beobachtet, daß der Rheumapatient in einer ihn drückenden Lebenssituation steht, gegen die er sich innerlich auflehnt. Er kann sich jedoch in der Regel aus seinen Verstrickungen weder lösen noch sie erfolgreich bekämpfen – in diesem Zwischenzustand kommt es zur »halben Rebellion«, die sich in verkrampften Haltungen, Muskel- und Sehnenspannungen und schließlich eventuell in der rheumatischen Entzündung äußert. Eine gehemmte Protesteinstellung scheint mit all dem im Zusammenhang zu stehen; oft läßt sie sich bis in die Kindheits- und Jugendjahre zurückverfolgen, wo Unzuträglichkeiten im Elternhause diese Cha-

134   DER RHEUMATISMUS

raktereinstellung begründet haben. Vor allem die autoritäre Haltung
der Erzieher führt zu »stiller Auflehnung«, die sich infolge von Ver-
ängstigung aus dem Seelenleben »abspaltet« und im Körper ihre
Verkrampfungen und Verwüstungen anrichtet – die ungeäußerte
und nicht verstandene Unzufriedenheit beeinflußt viele Körperfunk-
tionen, wobei bei einer gewissen Disposition sich Mißmut und
Unbehagen in der Bereitschaft zur rheumatischen Erkrankung Gel-
tung verschaffen können.

Die Steifheit und Gezwungenheit in der Lebenshaltung des Rheumatikers hat manche Autoren dazu geführt, von ihm zu sagen, er
stecke in einer »psychologischen Zwangsjacke«; und wie etwa steif
gehaltene Gliedmaße mit der Zeit auch versteift werden können, so
könnte die Lebensführung des Rheumatikers sein Leiden begünstigen oder gar auslösen. Oft hat man gesehen, daß glücklichere
Lebensumstände das Rheuma zurückdrängten und eventuell heilten,
indes tragische Schicksalsschläge ein erträgliches Krankheitsbild in
totale Verkrüppelung umwandelten. Die Art, wie sich ein Rheumatiker mit seinem Leiden auseinandersetzt, ist für den Verlauf der
Krankheit ganz wesentlich. Die Gefahr der Resignation und Erge-
benheit in den Krankheitszustand muß von ärztlicher Seite entschieden bekämpft werden, da sie die Heilung der Krankheit verzögert
oder verunmöglicht. Erst wenn man die seelische Lage des Patienten
zur Sprache bringt, kann man an seiner eigentlichen Problematik
teilhaben und diese günstig beeinflussen.

Therapie des Rheuma

Für die körperliche Behandlung stehen heute Antirheumatika zur
Verfügung, deren Wirkung teilweise ausgezeichnet ist. Die sogenannten Salicylate werden schon seit Jahrzehnten angewendet; auch
Pyramidon, Irgapyrin und Butazolidin sind sehr gute Mittel. In
neuerer Zeit haben die Hormone der Nebennierenrinde (Cortison)
viel Anwendung gefunden; sie sind nicht für das Rheuma spezifisch,
sondern haben allgemein entzündungshemmenden Effekt. Der
Nachteil dieses wunderbaren Medikamentes ist, daß es nur so lange

wirkt als es gegeben wird: beim Absetzen der Therapie flackert unter Umständen der Entzündungsprozeß sofort wieder auf. Darum wartet man mit der Cortisontherapie nach Möglichkeit bis zuletzt, vor allem auch deshalb, weil diese stark wirkende Droge bei langdauernder Medikation schwere Nebenwirkungen haben kann.

Die physikalische Therapie hat beim Rheumatismus große Aufgaben, wobei alle ihre Spielarten (Wärme, Massage, Bestrahlungen, Bäder usw.) schmerzlindernd zu sein pflegen. Besserungen sind häufig, aber Dauerheilungen sind leider nur selten.

Angesichts dieser Sachlage wird heute mehr und mehr die Wichtigkeit der Psychotherapie für den Rheumapatienten betont. Wenn sein Leiden letzten Endes mit bereits in die Kindheit zurückreichenden seelischen »Fehlhaltungen« zusammenhängt, darf man nicht hoffen, die Krankheit ohne psychische Beeinflussung beseitigen zu können. In den USA wurde in dieser Hinsicht hervorragende Pionierarbeit geleistet. Die psychosomatischen Forschungszentren dieses Landes berichten von ausgezeichneten Erfahrungen in der psychotherapeutischen Behandlung der Rheumatiker, die offenbar an den Grundproblemen dieser bedauernswerten Patienten, die für sich selbst, für ihre Angehörigen wie auch für die Krankenversicherungen eine so große Last darstellen, angreift. Die Richtung, welche die seelenärztliche Behandlung einzuschlagen hat, ist durch die individuelle Charakterstruktur und die ganz einmaligen Nöte und Sorgen des Rheumatikers gegeben; allgemein gesprochen liegt sie jedoch in der inneren Befreiung von oft verdrängten und unterdrückten Spannungen, die mit unausgelebter, lebendiger Aktivität in Beziehung stehen. Infolge von Lebensangst und gefühlsmäßiger Abhängigkeit »bremsen« derartige Patienten die in ihnen lebhaft vorhandenen Tendenzen der Hingabe und Spontaneität, wodurch gewisse Antriebe sozusagen im Keim steckenbleiben und Muskeln und Gelenke so lange traktieren, bis sie erkranken, versteifen und unter Umständen verkrüppeln. Auch bei bereits fortgeschrittenen Leidenszuständen kann die seelische Umstellung durch die Psychotherapie wesentliche Linderungen dieser Krankheit erzielen; ihre größten Möglichkeiten aber eröffnen sich in den Anfangsstadien des Rheumas, wo fehlerhafte Funktion und seelische Deformation noch nicht zu organischen Schäden geführt haben.

Die Unfallkrankheit

Im Denken des Volkes ist der Unfall ein »unglücklicher Zufall«; wer von ihm betroffen wird, hat eben »Pech gehabt«. Im schlimmsten Falle wird man ihm nachsagen, daß er ungeschickt, unaufmerksam und unvorsichtig war. Aber weit mehr Gewicht wird auf die Verkettung unvorhersehbarer Zusammenhänge gelegt; der Prototyp des landesüblichen Unfalls ist der Ziegelstein, der vom Dache fällt. Niemand wird annehmen, daß der Fußgänger, der zufällig an diesem Orte vorbeigeht, an seinem Unfall mitschuldig ist; es ist offensichtlich, daß er für seinen Unfall nicht verantwortlich gemacht werden kann.

Aber mit der einfachen »Pech-Hypothese« ist das Unfallproblem keineswegs geklärt. Der deutsche Psychologe *Marbe* wies bereits im Jahre 1926 nach, daß bestimmte Menschentypen in bevorzugter Weise Unfälle haben. Nach statistischen Erhebungen stellte er fest, daß derjenige, der schon einen Unfall gehabt hat, mit vergrößerter Wahrscheinlichkeit wieder einen Unfall haben werde. Mit dieser These tauchte zum ersten Male die sogenannte »Unfallpersönlichkeit« im Blickfeld der medizinisch-psychologischen Forschung auf. Es gibt in der Tat Menschen, die eine unbewußte Neigung zu Unfällen haben, welche sie in alle ihre Lebens- und Tätigkeitsbereiche begleitet. Ob im Hause oder an der Arbeit, ob auf Ausflügen oder auf dem Weg zur alltäglichen Beschäftigung, der »Unfall-Mensch« hat die merkwürdige Fähigkeit, Unfälle anzuziehen.

Die Tragweite dieses Problems läßt sich kaum überschätzen. In der Rangfolge der »Todesursachen« stehen die Unfälle in den zivili-

sierten Ländern an vierter oder fünfter Stelle. Vor ihnen rangieren
Herzleiden, Krebs und Gehirnblutungen. In den USA werden mehr
als hunderttausend Menschen durch Unfälle pro Jahr getötet, je ein
Drittel davon entfällt auf Autounfälle, Unfälle in Wohnungen und
Häusern, Unfälle in Industrie, Eisenbahnunglücke usw. Rechnet
man die Gesamtzahl der Unfälle in einem Jahresablauf zusammen,
so kommen die Vereinigten Staaten auf die Riesenziffer von vier Millionen. Die dadurch verursachten Kosten an Arbeitsausfall sollen
einige Milliarden Dollar betragen. Die deutsche Bundesrepublik
spricht von einer Million Unfallanzeigen pro Jahr; auch hier wiederum stehen Milliarden des Volkseinkommens auf dem Spiel. Diese
Zahlen werden jedermann überzeugen, daß Unfälle ein wesentliches
sozialmedizinisches Faktum bedeuten; sie betreffen gemäß Statistik
vor allem junge Menschen, die in der Blüte ihrer Jahre verstümmelt
oder hinweggerafft werden. Männer sind offenbar häufiger betroffen als Frauen; bei Männern zwischen dreißig und vierzig Jahren
stellt der Unfall die *erstrangige Todesursache* dar.

Eines der verblüffendsten Ergebnisse der psychologischen Forschung ist die Tatsache, daß kaum ein Zehntel der Unfälle lediglich
durch »unverschuldetes Pech« hervorgerufen werden. Es gibt
irgendeinen Faktor in der menschlichen Persönlichkeit, der den
Unfall herbeizieht. Eine Transportfirma mit etwa 2000 Lastwagen-
chauffeuren war durch ihre Unfallquote beunruhigt; sie konnte diese
um 80 Prozent senken, sobald sie 5 Prozent ihrer Chauffeure anderen Beschäftigungen zuführte. Dieses Grüpplein, das fast alle Unfälle verursacht hatte, wurde auch in seinen neuen Tätigkeitsbereichen
»vom Pech verfolgt«; man mußte es geradezu als »unfallsüchtig«
bezeichnen. In der Tat ist die Unfallsucht eine psychische Krankheit,
die sich wohl definieren läßt. Der Träger dieser Irritation gerät
immer wieder in Unfälle hinein, bis man seine Persönlichkeit durch
Psychotherapie ändert.

Die Unfallpersönlichkeit

Amerikanische Psychosomatiker haben wesentliches dazu beigetragen, die Charakteristiken des Unfall-Menschen klarzustellen. Der

bedeutendste Beitrag wurde von *Flanders Dunbar* geleistet. Sie untersuchte zahlreiche Unfallpatienten mit den Hilfsmitteln der modernen Psychologie und konnte ihr typisches »Persönlichkeitsprofil« herausarbeiten. Dieses wird nicht durch die üblichen Testmethoden gewonnen, denen allen eine gewisse Oberflächlichkeit anhaftet. Nur durch das tiefenpsychologische Gespräch kann man das individuelle Denken und Fühlen eines Menschen verstehen. Ein wichtiger Befund der amerikanischen Forscherin besagt, daß die »Unfaller« keine dummen und ungeschickten Menschen sind, wie etwa der Laie meinen möchte. Sie sind auch nicht in ihrer Sinnesfähigkeit und in ihrer motorischen Gewandtheit schlechter gestellt als der Durchschnitt. Was sie unfallanfällig macht, ist ihre *Gemütsbeschaffenheit,* ihr *charakterliches Wesen.* Dieses läßt sich in den Worten *Dunbars* folgendermaßen umschreiben:

»Gewisse Eigenschaften sind allen ›Unfallsüchtigen‹ gemein. Sie sind in der Regel schnell von Entschluß, so sehr, daß oft der Eindruck der Triebhaftigkeit entsteht. Sie konzentrieren sich auf ihre täglichen Vergnügungen und haben wenig Interesse für fernere Ziele. In Fragen des Sexus und der Familie zeigen sie eine verhältnismäßig leichtfertige Haltung (Lebemannallüren), achten dabei aber durchaus auf ihre eigene Gesundheit. Sie sind viel seltener krank als der Durchschnitt der Gesamtbevölkerung. Es war überraschend, mit welcher Häufigkeit der Patient seine Erziehung als streng bezeichnete. Später wurde erkannt, daß das Charakterbild der zu Unfällen Neigenden gewöhnlich durch eine außerordentlich starke, oft unbewußte Abneigung gegen jede Autorität gekennzeichnet ist.«

Diese Charakteristik *Dunbars* ist viel aufschlußreicher hinsichtlich der Unfallpersönlichkeit als die orthodox-psychoanalytischen Erklärungen, die das »Schuldgefühl« allzusehr in den Vordergrund stellen. Demnach liege den meisten Unfällen eine »unbewußte Tendenz zur Selbstbestrafung« zugrunde. Die Erfahrung kann diese Hypothese kaum bestätigen; der Krankenhausaufenthalt macht tatsächlich viele Unfallmenschen froh, aber nicht, weil sie sich ausreichend bestraft fühlen, sondern weil sie damit ihren Lebensschwierigkeiten entrinnen. Dem Unfall voraus geht eine Stimmung der Angst und nervösen Reizbarkeit, getönt vor allem durch latente

Aggressivität, in der die übermäßig gespannte Psyche schließlich auf dem Umweg über den Unfall Muskeln und Knochen zerreißt. Es war wiederum *Dunbar,* die am sorgfältigsten die psychische Vorgeschichte von Unfällen untersucht hat. Sie fand überall Konflikte und Notlagen, die um das Thema der Auflehnung gegen die Autorität und den Lebenszwang irgendwelcher Art kreisen. Die Form, in der der Unfallpatient gegen seine Lebensprobleme angeht, ist durch *Unbesonnenheit und Ungestüm* gekennzeichnet; in den Worten von *Franz Alexander:* »Der Mensch mit Unfallneigung ist in seinem Wesen ein Rebell; er kann nicht einmal Selbstbeherrschung ertragen. Er rebelliert nicht nur gegen äußere Autoritäten, sondern auch gegen die Macht seiner eigenen Vernunft und Selbstbeherrschung.«

Die Quellen dieser Haltung liegen in den Kindheitseindrücken im familiären Milieu, wo sich früh dieser Zug zur Selbstschädigung bemerkbar machen kann. Es kommt geradezu zur »Unfallgewohnheit«, die sich mitunter aus den Kindheitstagen ins Erwachsenenalter hinüberzieht.

Die neurotische Tendenz, vor Schwierigkeiten die »Flucht in die Krankheit« zu ergreifen, nimmt bei dem Unfaller eine dramatische Form an; in psychisch ausweglosen Lagen steigern sich seine Unruhe und Aggressionsbereitschaft, bis sie ihn mit Hilfe des Unfalls in die Zuflucht des Spitals führen, wo er aller Entscheidungen und Verantwortungen enthoben ist.

Ein Unfall infolge von Kränkung

Ein 44jähriger Mann konsultiert den Psychotherapeuten wegen Schwierigkeiten in der Ehe und in der Erziehung der Kinder. Die Abklärung ergibt, daß er in geordneten Verhältnissen lebt und keine materiellen Sorgen hat. Die Gattin ist etwas schwerfälliger als der Patient, aber ihm ansonsten durchaus zugetan und hält Kinder und Haushalt in bester Ordnung. Eheprobleme erwachsen vor allem aus der übergroßen Empfindlichkeit des Mannes, der jede kritische Meinungsäußerung seiner Partnerin sehr schwer nimmt. Er »schluckt dann seinen Ärger«, spricht wenig und ist sehr oft tagelang, selbst nach kleineren Meinungsverschiedenheiten, in sich selbst verschlossen. Die Frau hingegen »spricht sich den Ärger von der Seele weg« und ist erstaunt, daß ihr Mann Unstimmigkeiten weder vergessen noch verzeihen kann.

Die Kindheit des Patienten erklärt seine übergroße Empfindsamkeit und seine Unfähigkeit, sich in Uneinigkeiten für seine Sache wehren zu können. Er wuchs als sechstes Kind einer Bauernfamilie heran und wurde als Jüngster – soweit dies die Verhältnisse zuließen – von seiner Mutter verwöhnt. Der harte, unerbittliche Vater jedoch ließ Eigenwillen und Selbständigkeit bei seinen Kindern nicht aufkommen. Als Jüngster erlitt der Patient auch noch Druck von seiten seiner älteren Geschwister, die frühzeitig die »kommandierende Haltung« des Vaters annahmen und vor allem am Schwächsten der Familie ausließen.

Diese passive und zugleich ressentimentgeladene Haltung des Patienten steht wohl im Zusammenhang mit einem Unfall, den er zwei Jahre vor Behandlungsbeginn hatte. Er arbeitete als Mechaniker in einer Werkstätte, wo er einen launischen, emotionell unbeherrschten Meister hatte. Er fühlte sich in seiner Arbeit nicht genügend anerkannt, was er auch im eher knapp gehaltenen Lohn bestätigt sah. Eines Tages, nach wochenlangem Überlegen und Zaudern, raffte er sich dazu auf, den Meister um eine Lohnerhöhung anzugehen. Was er befürchtet hatte, trat auch ein; der Meister wurde ausfällig, schimpfte über seine angeblich ungenügende Leistung, kritisierte sein Verhalten am Arbeitsplatz überhaupt und schloß seine Ausfälle mit der kategorischen Verweigerung jeglicher Gehaltsaufbesserung. Der Patient spürte Scham und Wut in sich aufsteigen, getraute sich jedoch nicht, Gleiches mit Gleichem zu vergelten. Er verschwieg seine bitteren Erwiderungen, fühlte sich aber nach diesem Gespräch ganz niedergeschlagen und mißmutig, von heftigen Zorngedanken in bezug auf seinen Chef stärkstens aufgewühlt. In dieser Stimmung trat er an die Fräse, um ein Werkstück zu modellieren; ehe er sich's versehen hatte, hatte er zwei Finger seiner rechten Hand weggeschnitten, wobei er sich noch nachträglich entsinnen kann, wie ihm der Gedanke der Rache und der Selbstbemitleidung ein Vorgefühl eines unmittelbar bevorstehenden Unglücks eingeflößt hatte.

Eheflucht durch Unfall

In einem anderen Falle handelte es sich um einen 39jährigen Kaufmann, der im Geschäftsleben nur geringen Erfolg hatte. Der recht
intelligente und betriebsame Mann verdarb sich viele Chancen durch
seinen Oppositionsgeist und seine Rechthaberei, die ihm immer wieder Streiche spielten, wenn er die Möglichkeiten beruflichen Auf-
stiegs vor sich sah. Auch die Ehe des Patienten war durch seinen
beständigen Unmut und einen zügellosen, unbefriedigten Ehrgeiz
irritiert. Der Patient hing im Grunde an seiner Gattin, machte aber
diese zum Sündenbock seiner geschäftlichen Fehlschläge, wobei er
phantastische Karrieremöglichkeiten durch seine Ehe verpaßt glaub-
te. Er hatte aber keineswegs die Absicht, seine Ehe aufzulösen, sondern benützte diese Argumentation lediglich in deprimierten Stunden, um die Problematik seiner Versager zu verschleiern und sich
selbst als das »Opfer der Verhältnisse« hinzustellen.

Dieser Patient war im Schatten von zwei Brüdern aufgewachsen,
die ihn überragten und die heute auch eine viel bessere Position einnehmen als er. Als mittlerer Bruder zwischen zwei aktiveren und
wohl auch intelligenteren Brüdern war er in eine Minderwertigkeits-
situation geraten, die er durch Querulantentum zu kompensieren
versuchte. Vor der Eheschließung hatte er solche Angst, daß seine
aktivere und lebensangepaßtere Partnerin die Initiative ergreifen und
ihm die Heirat ultimativ nahelegen mußte. Der Patient fühlte sich
durch dieses Vorgehen »seiner Freiheit beraubt«, wiewohl er ver-
standesmäßig einsah, daß das langjährige Verhältnis endlich zur Ehe
oder zur Auflösung führen mußte; in seiner Lebensangst jedoch
fürchtete er die Verantwortung, welche ein Eheleben mit der immerhin geliebten Partnerin mit sich bringen würde. In der emotionellen
Erregtheit vor der Eheschließung, in den schlaflosen Nächten beim
Herannahen des Hochzeitstermins stieg seine Unruhe bis zur Uner-
träglichkeit. Auf der Fahrt zu den Schwiegereltern, wenige Tage vor
der Hochzeit, stieß er durch seine Schuld mit einem Lastwagen
zusammen und erlitt einen Autounfall, der ihn für drei Monate ins
Spital brachte. Er erinnert sich heute noch an seine Erleichterung, als
er im Spitalbett erwachte und den Aufschub der Verheiratung zu
realisieren begann.

Hyperthyreose
(Schilddrüsenüberfunktion)

Auf der Höhe des Kehlkopfes befindet sich unter der Haut, dem sogenannten Schildknorpel oder Adamsapfel anliegend, ein hufeisenförmiges Organ, das normalerweise gegen 30 Gramm wiegt. Entsprechend seiner Lage heißt es die Schilddrüse und ist einer der wichtigsten Hormonproduzenten im menschlichen Organismus. Diese Drüse besteht aus vielen kleinen Bläschen, in denen ein Sekret gestapelt wird. Der chemische Aufbau dieses Sekretionsstoffes ist seit einiger Zeit bekannt: Es handelt sich um einen Eiweißkörper, in dem eine jodhaltige Aminosäure den wirksamen Bestandteil darstellt. Im gesunden Körper wird je nach Bedarf dieses Hormon – das Thyroxin oder Thyreoglobulin – aus seiner Stapelform in die Umlaufsform umgewandelt; da die Schilddrüse für ihre geringe Größe ganz außerordentlich blutreich ist, können kleinste Blutgefäße die Hormonabgaben aufnehmen und über den Kreislauf ihren Wirkungsstätten zuführen.

Die Wirksamkeit des Thyroxins ist sehr mannigfaltig. In erster Linie steigert es den Stoffwechsel, fördert die Verbrennungsvorgänge im Organismus, so daß der sogenannte »Grundumsatz« aufrechterhalten wird. Darunter versteht die Medizin die durch Verbrennungsprozesse (Abbau von Eiweiß, Fetten und Kohlehydraten) anfallende Wärmeproduktion, die genau meßbar und damit auch ein Zeichen für die Intensität des Stoffwechselgeschehens ist. Darüber hinaus regt Schilddrüsenhormon auch die seelische Aktivität an: Es begünstigt Wachstum und Reifung der Persönlichkeit, was unter

anderem auch daraus ersichtlich wird, daß angeborene Schilddrü-
sen-Unterfunktion (Hypothyreoidismus) zu körperlich-geistiger
Fehlentwicklung, Schwachsinn und Kretinismus führen kann.

Die Forschung des letzten Jahrhunderts hat bereits den Zusammenhang zwischen Jodmangel, Kretinismus und Kropfentstehung
aufgedeckt. Durch die Beobachtung, daß Kröpfe nur in abgelegenen
Gebirgstälern häufig sind und mitunter in solchen Gegenden ganze
Dorfbevölkerungen befielen, während an den Meeresküsten solche
Schilddrüsenwucherungen geradezu unbekannt waren, kam man auf
die Vermutung, daß der Jodgehalt des Meerwassers das Medikament
gegen den Kropf sei. Die folgerichtig eingeführte Jodprophylaxe, die
heute durch die Beimengung einer kleinen Jodquantität zum Koch-
salz gewährleistet ist, hat diese Unterfunktion der Schilddrüse beinahe vollständig aus der Welt geschafft.

Die Funktion der Schilddrüse ist nicht selbständig, sie ist in die
hormonale Organisation des Körpers mit zahlreichen Kontrollstu-
fen eingeschaltet. Ein solcher Kontrollmechanismus ist normalerweise schon durch die Menge des zirkulierenden Thyroxins gegeben: Sinkt der Schilddrüsenhormongehalt des Blutes ab, so liefert
die Drüse bedarfsgemäß Nachschub. Der Schilddrüse übergeordnet
ist die Hypophyse, die überhaupt in der Hormonproduktion eine
lenkende Rolle einnimmt. Das erbsengroße Gebilde an der Hirnbasis erzeugt ein schilddrüsenstimulierendes Hormon, das auch wiederum von den Bedürfnissen des Gesamtorganismus gesteuert wird;
so bestehen zwischen Schilddrüse und Hypophyse engste Beziehungen, wobei beiden Drüsen der inneren Sekretion größte Bedeutung
im Hinblick auf das Funktionieren feinster Stoffwechselvorgänge
zukommt. Eine Überproduktion des Hormons der Schilddrüse, eine
Entgleisung ihres Zusammenspiels mit den anderen hormonellen
Organen, kann schwere Krankheitsbilder hervorrufen; Untersuchungen der letzten Jahrzehnte haben gezeigt, daß es sich
hauptsächlich um psychosomatische Krankheiten handelt, das
heißt Krankheitszustände, deren Wurzeln in seelischen Störungen
liegen.

Die Basedowsche Krankheit

Im Jahre 1840 beschrieb der deutsche Arzt Basedow eine Erkrankung der Schilddrüse, die neben einem Kropf auch die Symptome des Glotzauges und beschleunigter Herztätigkeit aufwies. Basedow erkannte bereits, daß dem Krankheitsgeschehen eine Überproduktion von Schilddrüsenhormon zugrundeliege. Es fiel auf, daß vor allem das weibliche Geschlecht davon betroffen wird. Meist findet man Patientinnen zwischen dem 30. und 40. Lebensjahr, ebenso auch solche, die bereits das Klimakterium hinter sich haben. Charakteristisch für diejenigen, die von dem Leiden betroffen sind, ist die vergrößerte Schilddrüse, die bis zum Dreifachen ihres Normalgewichtes anschwellen kann. Die Pulszahl steigt auf 120-160 und mehr pro Minute an; dadurch kommt es auch zu Rhythmusstörungen des Herzens, das leicht überlastet werden kann. Die hervortretenden, weit geöffneten Glanz- und Glotzaugen des Hyperthyreotikers sind auf ein spezielles Hormon zurückzuführen, das im Rahmen dieser Erkrankung von der Hypophyse abgesondert wird; daher ist es möglich, daß selbst nach einer Schilddrüsenoperation das Glotzauge bestehen bleibt. Auffallend ist auch die warme, gut durchblutete Haut solcher Patientinnen, die sehr leicht in Schweißausbruch geraten. Durchfälle gehören mit in dieses Bild, sowie hochgradige Abmagerung, gegen die große Nahrungsmengen wenig zu helfen vermögen. Muskelschwäche und Zittern vervollständigen die Symptomatik, die für den Patienten sehr belastend sein kann; die Überfunktion der Schilddrüse ist eine schwere Krankheit deren Prognose ohne ärztliches Eingreifen schlecht ist.

Schon frühzeitig wurde bemerkt, daß die Basedowsche Krankheit ganz typische seelische Begleiterscheinungen besitzt. Darunter fielen vor allem Angst und Übererregbarkeit auf. Der ganze Zustand der Kranken ist auf Ruhelosigkeit und Aufregung gestimmt. Hervorgehoben wurden auch ihre Ermüdbarkeit, ihre Depressivität, ihr zappeliges, konzentrationsunfähiges Wesen wie auch ihre gemütsmäßige Labilität. Die Ängstlichkeit schien dabei im Vordergrund zu stehen: Dies wird auch durch den äußeren Eindruck bestärkt, indem der Basedowkranke mit seinen großen, glänzenden und starren Augen auf viele Beobachter den Eindruck »gefrorener Schreckhaftigkeit« gemacht hat. Die charakteristischen seelischen Symptome haben die Frage entstehen lassen, wie weit hier die *Ursache* im Psychischen zu suchen ist; wie bereits erwähnt, haben psychosomatische Abklärungen deutlich gemacht, daß in der Mehrzahl solcher Fälle seelische Erschütterungen am Ursprung dieser Stoffwechselkrankheit stehen.

Psychologie der Hyperthyreose

Fast alle Symptome der Basedowschen Krankheit (Herzklopfen, Schweiß, Zittern, erhöhte Darmtätigkeit usw.) lassen sich auch durch übermäßige Reizung des »vegetativen Nervensystems« erzeugen. Vor allem der Sympathikus-Anteil dieses Systems scheint in der Schilddrüsenüberfunktion besonders beansprucht zu sein. Daraus läßt sich jedoch nicht schließen, daß diese Erkrankung lediglich ein Funktionsfehler des Vegetativums sei; Dieser Nervenapparat selbst ist dem Seelenleben unterstellt, respektive funktioniert im Rahmen ganzheitlicher Reaktionen des Organismus. Bei langanhaltender Bedrohung oder bei jähen Schrecksituationen wird der Sympathikus stimuliert und bewirkt, sozusagen als Schaltstelle psychischer Erregtheit, basedowähnliche Zustände – es ist demgemäß naheliegend, die Basedow-Krankheit selbst als leibseelische Katastrophenreaktion zu deuten, in der die Schilddrüse aus mißverstandener »Notfallbewältigung« ihr anregendes und den Organismus zu Höchstleistungen reizendes Hormon im Übermaß absondert, wodurch die ziel- und zwecklose Unruhe des Hyperthyreotikers entsteht. Die Krankheit ist dann nur ein Überschießen an sich sinnvoller Abwehrvorgänge, entstanden durch eine Funktionsentgleisung, die letztlich auf psychische Überbürdung zurückgeführt werden kann.

Diese psychische Überlastung durch unzuträgliche Lebensumstände wird häufig von den Autoren herausgestrichen, die sich eingehend mit der seelischen Seite der Basedow-Krankheit beschäftigt haben. Oft schließt sich, wie M. Bleuler betont, der Basedow an Unfälle, Granatexplosionen, Tod von Angehörigen, Vergewaltigungen, eheliche Untreue, Verlassenwerden von Geliebten, Trennung vom Elternhause usw. an. Das jähe Einsetzen der Krankheit nach solchen seelischen Schwierigkeiten oder Konfliktsituationen ist so typisch, daß man es kaum übersehen kann – naturgemäß sind derartige psychische Traumen nur dann krankheitsauslösend, wenn sie auf ein Individuum treffen, das durch seine innere Entwicklung und Lebensgeschichte auf ein derartiges Trauma »sensibilisiert« ist. Nur so wird es begreiflich, daß auch freudige Ereignisse einen Basedow zuwegebringen können; ein namhafter Kliniker erwähnte als Gegenargument gegen die psychosomatische Lehre vom Schreck als Ursache der Hyperthyreose, er habe einen Fall gekannt, wo die Krankheit nach dem Gewinnen des großen Loses auftrat: Hierzu ist zu sagen, daß es auch »freudigen Schreck« gibt, und daß bestimmte Neurotiker-Typen allein schon durch die Ausweitung ihrer Lebensmöglichkeiten – in diesem Falle Geldgewinn – in schwere Angstzustände verfallen können.

Amerikanische Autoren, die sich eingehend mit der Psychosomatik der Hyperthyreose auseinandergesetzt haben, fanden bei ihren Patienten folgende psychischen Charakteristiken:

Ängstliche Spannung hinsichtlich der Beziehung zu wichtigen Umweltspersonen – frühzeitige Bedrohung des Sicherheitsgefühles in der Kindheit und selbstgenügsames Streben im späteren Leben – mangelhafte Sexualanpassung – übertriebene Elternabhängigkeit und überbetontes Verantwortungsgefühl bei gleichzeitiger Unsicherheit in bezug auf Selbstbeherrschung usw.

Alle diese Eigenschaften finden sich auch beim neurotischen Menschen wieder, der infolge seiner seelischen Unausgeglichenheit auf Umwelteinflüsse mit über das Ziel hinausschießenden Reaktionen antwortet.

Die Hyperthyreose ist eine Organ-Neurose: Sie ist eine seelische Erkrankung, die sich an einem körperlichen Organ – der Schilddrüse – zum Ausdruck bringt. Auf diesen Voraussetzungen muß die Psychotherapie des Basedow aufbauen. Medikamentöse Methoden sind in den letzten Jahren vortrefflich weiterentwickelt worden und können eine sehr wertvolle Hilfe sein. In manchen Fällen wird auch die Operation, das heißt teilweise Entfernung der Schilddrüse, nicht zu umgehen sein. In Frühfällen jedoch hat die psychotherapeutische

Behandlung günstige Chancen, umsomehr, als sie eine eigentlich ursächliche Therapie zu sein scheint.

Die Zuckerkrankheit

Die Zuckerkrankheit oder der Diabetes mellitus ist ein ungemein häufiges Leiden, das in den letzten Jahrzehnten infolge der Überalterung weiter Bevölkerungskreise im Zunehmen begriffen ist. Eine Untersuchung aus dem Jahre 1952 schätzt die diagnostizierten Krankheitsfälle in den USA auf anderthalb Millionen; nimmt man die nicht ärztlich festgestellten Diabetiker hinzu, so soll die Zahl von vier Millionen erreicht werden. Demnach darf auch für andere Länder eine Erkrankungswahrscheinlichkeit von zwei bis drei Prozent der Gesamtbevölkerung als nicht übertrieben gelten: In jeder ärztlichen Allgemeinpraxis stellen Diabeteskranke ein erhebliches Kontingent der Patienten dar.

Körperliche Ursachen des Diabetes

Über die biologischen Voraussetzungen der Zuckerkrankheit sind wir bereits seit langem orientiert. Schon im letzten Jahrhundert erzeugten Forscher bei einem Hunde Diabetes, indem sie seine Bauchspeicheldrüse operativ entfernten. Zwei kanadische Ärzte isolierten im Jahre 1921 aus dieser Drüse, die in der Gegend des Zwölffingerdarms liegt und sowohl ein Sekret in den Verdauungskanal als auch Hormone in die Blutbahn absondert, das Hormon Insulin, welches eine blutzuckersenkende Wirkung ausübt. Insulin ist ein Bestandteil in einer ganzen Regulationskette, in der viele Faktoren zur Steuerung des Zucker- und Fetthaushaltes beitragen. Forschungsarbeiten der jüngsten Vergangenheit haben uns Aufschluß darüber gebracht, mit wie viel Sicherungsmechanismen der Organismus seinen Zuckerstoffwechsel überwacht. Dabei kommt der Hypophyse eine mindestens ebenso große Bedeutung zu wie der Bauchspeicheldrüse; es gibt geradezu ein Gleichgewichtsprinzip, wonach hypophysäre Hormone den Blutzucker steigern, indes Wirkstoffe aus dem sogenannten »Inselorgan« der Bauchspeicheldrüse ihn senken. Die Aufgabe des Insulins besteht darin, die mit der Nahrung aufgenommenen Kohlehydrate in den Speicherstoff Glykogen zu verwandeln, das in Leber und Muskeln gestapelt wird: irgendwie wirkt das Hormon direkt auf den Zellstoffwechsel, der den anfallenden Nahrungszucker verbraucht.

Die Zuckerkrankheit beruht darauf, daß das labile Gleichgewicht zwischen blutzuckersenkenden und -steigernden Faktoren gestört ist. Zumeist ist nicht nur das »Inselorgan« der Urheber der Störung: das ganze Regulationssystem ist aus dem Gleichgewicht geraten. Im Alter scheint oft die Erschöpfung des insulinerzeugenden Apparates die wesentliche Ursache zu sein. Durch Insulinmangel kommt es nicht mehr zur ausreichenden Verwertung des Blutzuckers, der dadurch über die übliche Konzentration im Blute (0,1 Prozent) hinausgeht. Wird ein gewisser Schwellenwert überschritten, so scheidet die Niere den Zuckerüberschuß aus; es kommt zur sogenannten »Zuckerharnruhr«, die der Krankheit ihren Namen gegeben hat. Im Laufe eines Tages kann ein Diabetiker unter Umständen viele Gramme Zucker durch den Urin verlieren, wodurch dem Körper wichtige Brennstoffe entzogen werden. Daher der Heißhunger solcher Patienten, die trotz großer Nahrungsquantitäten nicht satt werden können. Aus der krankhaften Zuckerausscheidung ergeben sich weitere Folgen. Nach einem alten Satze werden im Organismus »die Fette im Feuer der Kohlehydrate verbrannt«. Wo nun die Kohlehydrate fehlen, ist auch die Fettverbrennung gestört, so daß fehlerhafter Fettabbau saure Abbauprodukte (Acetonkörper) im Blut anhäufen kann, die eine Säurevergiftung (Coma diabeticum) erzeugen. Greift man in einem solchen Coma, das sehr häufig durch schwere Diätfehler bedingt ist, nicht helfend ein, so können schlimmste Komplikationen oder auch Todesfälle die Folge sein.

Nebenerscheinungen des Diabetes sind erhöhte Infektanfälligkeit
(da der hohe Blutzucker für Bakterien einen besseren Nährboden
darstellt), Eiterungen (zum Beispiel Furunkulose) und Beingeschwü-
re, in späteren Stadien auch Abnahme der Sehschärfe; auch Darm-
katarrhe und Nierenentzündungen können angetroffen werden. Die
Steigerung des Hungers und des Durstes sowie die Abhängigkeit von
genauen Diätvorschriften macht das Leiden zu einer empfindlichen
seelischen Belastung; es ist seit jeher aufgefallen, daß der Verlauf und
die Prognose der Zuckerkrankheit auch von der seelischen Einstellung des Patienten abhängt.

Die Seele des Diabetikers

Das Gefühlsleben des Diabetikers ist für seine Krankheit von Bedeutung. Oft macht der Arzt die Beobachtung, daß diese Krankheit in
Krisensituationen des Lebens einsetzt und durch innere Spannungen
und Belastungen sich verschlimmert. Die Kranken selbst können
angeben, daß sie durch gefühlsmäßige Irritationen mehr Medikamente benötigen oder sich viel strenger an ihre Diätvorschriften halten müssen. So tauchte denn früh die Frage auf, ob nicht dem Diabetes leibseelische Ursachen zugrundelägen, das heißt ob es sich
nicht auch um eine psychosomatische Krankheit handelt. Psychologische Untersuchungen an diabeteskranken Menschen haben wahrscheinlich gemacht, daß in vielen Fällen ein seelischer Faktor an der
Krankheitserscheinung mitbeteiligt ist. Heute läßt sich noch nicht
abschließend sagen, wie groß das Gewicht dieses Faktors eingeschätzt werden soll.

Hinsichtlich der Persönlichkeit des Diabetikers wird allgemein
festgestellt, daß es sich häufig um kluge und tüchtige Menschen handelt. Eine gewisse Neigung zum rundwüchsigen Körperbau mit entsprechend zyklischem Temperament ist vorhanden, kann aber vielleicht aus der selben Grundhaltung zur Ernährung stammen, die den
Diabetiker überhaupt kennzeichnet. Charakteranalysen solcher Patienten haben nämlich ergeben, daß bei ihnen das Nahrungsproblem
psychisch stark überlagert ist. Viele von ihnen neigen dazu, in seeli-

schen Spannungssituationen mit Hunger zu reagieren. Dieses Verhalten kann eventuell durch bestimmte Erziehungsvorgänge bedingt sein, indem die Ernährungstradition einer Familie die Rangordnung bestimmt, die die Nahrungsaufnahme bei einem Menschen in Zeiten der Ruhe oder der Anspannung erhält. Es könnte ganz gut sein, daß Familien mit betonter Zuwendung zu den Eßfragen sowohl Fettsucht wie Diabetes »züchten«: Daher wohl auch die Häufigkeit fettsüchtiger Diabetiker wie der Anschein einer »Vererbung«, indem ein spezifischer Küchenstil das Hormon der Bauchspeicheldrüse frühzeitig überlastet und erschöpft. Diese Probleme sind jedoch heute noch nicht endgültig geklärt und bedürfen weiterer psychologischer Untersuchungen.

Der amerikanische Physiologe Cannon hat bewiesen, daß Furcht und Angst den Blutzucker bei Tier und Mensch erhöhen. Wenn man eine Katze in einen Käfig sperrt und einen bellenden Hund davorsetzt, wird sie in kurzer Zeit eine Blutzuckersteigerung haben. Dies hängt offenbar mit der sogenannten »Notfallfunktion des Organismus« zusammen, der bei Belastungen (psychischer wie physischer Art) Abwehrvorgänge einleitet; eventuell soll der hohe Blutzucker den gesteigerten Verbrauch bei Angriff oder Flucht sicherstellen. Wahrscheinlich spielt dieser Mechanismus im Seelenhaushalt des Diabetikers auch eine gewisse Rolle; emotionale Aufregungen und Komplikationen haben jedenfalls zur Folge, daß die Zuckerausscheidung im Urin meßbar anwächst.

Die Meinung, daß der Zuckerkranke an einer seelischen Hungerdisposition im weitesten Sinne leidet (Hunger nach Liebe, Anerkennung, Geborgenheit), findet eine gewisse Bekräftigung in der physiologischen Erkenntnis, daß der Diabetes »ein ins Pathologische gesteigerter Hungerzustand ist« (Bahner) – daher wirft M. Bleuler die Frage auf, ob nicht Hunger und Diabetes auf dieselbe psychische Wurzel zurückgeführt werden müssen und bestätigt die alte Erfahrung, daß Diabetiker oftmals seelische Not durch vermehrte Nahrungszufuhr auszugleichen suchen. Franz Alexander, der an seinem Chicagoer Institut für Psychoanalyse und Psychosomatik großangelegte Forschungsarbeiten über die Psychologie des Zuckerkranken durchgeführt hat, erklärt, daß in vielen Diabetesfällen die Kranken »eine infantile, abhängige und fordernde Einstellung beibehielten und an Versagung litten, weil ihre Forderungen nach Zuwendung und Liebe sich außerhalb jeder Möglichkeit der realen Situation eines Erwachsenen bewegten und infolgedessen niemals ausreichend befriedigt werden konnten. Auf diese Versagung reagierten die Patienten mit Feindseligkeit. Der Diabetes entstand, als diese infantilen Wünsche der Versagung anheimfielen.«

Therapie des Diabetes

Die traditionelle Therapie des Diabetes bestand in genauen Diätvorschriften, die bis zu Diabetes-Kochbüchern mit detaillierten Kalorienangaben ausgearbeitet wurden. Sofern die Diät nicht ausreicht, den Blutzuckerspiegel zu senken, müssen Medikamente eingesetzt werden. Früher stand nur das Insulin zur Verfügung, welches den Nachteil hatte, daß es nicht in Pillenform eingenommen werden konnte; es mußte mit Spritzen verabfolgt werden. Heute gibt es bereits insulinähnliche Präparate respektive Mittel mit Insulinwirkung, die als Pille verabreicht werden können. Sie haben die Diabetesbehandlung wesentlich vereinfacht.

Daneben besteht aber kein Zweifel, daß nicht nur der Zuckerhaushalt, sondern auch die ganze Persönlichkeit des Zuckerkranken behandelt werden muß. Schon allein der chronische Krankheitszustand und die damit verbundenen Entbehrungen und Umständlichkeiten stellt die Psyche des Diabetikers auf schwere Belastungsproben. Berücksichtigt ein Arzt nur die körperliche Seite des Leidens, so erfüllt er seine Pflicht in einem nur begrenzten Maße. Oft steht ein Überschießen des Blutzuckers mit emotionellen Auswegslosigkeiten in Zusammenhang, die mit der Insulinspritze nicht beeinflußt werden können; leicht ist der Diabetiker in seiner psychischen Disposition geneigt, seine Krankheit mit Resignation hinzunehmen, so daß er nicht imstande ist, einen gefühlsmäßigen Beitrag zu seiner Lebens- und Leistungsfähigkeit zu geben. Hier ergibt sich für die Psychotherapie die große und schöne Aufgabe, den Patienten mit seinem Leiden, das bei einiger Disziplin und menschlicher Reife über Jahre und Jahrzehnte hinweg eine konstruktive Lebensführung nicht beeinträchtigen muß, zu versöhnen und in ihm die charakterlichen Voraussetzungen zu bestärken, den Exzessen seiner Krankheit den Riegel vorzuschieben. In vielen Fällen ist der Diabetes »unheilbar«, wenn er einmal seinen Lauf nimmt; aber heilbar ist die Einstellung des Kranken zu seiner Krankheit, die den Krankheitsverlauf entscheidend beeinflußt.

Der Schlaf und seine Störungen

Offenbar ist der Schlaf ein entscheidender Regulationsfaktor der Lebenstätigkeit; sein Eingreifen in die Lebensvorgänge ist nützlich und heilsam. Eine seiner Wirkungen liegt wohl darin, daß es die Ermüdung beseitigen soll; nach einem tätigen Tagesablauf nimmt das Bett den Schlafdurstigen wie eine Insel der Ruhe und Sicherheit auf, wobei nach einigen Stunden guten Schlafes allgemein vom Gefühl der Frische und Neugeborenheit berichtet wird. Damit ist aber nur ein Aspekt des ganzen Geschehens beleuchtet; es besteht kein Zweifel, daß die Funktion des Schlafes weit über das bloße »Ausruhen« hinausreicht. Auch handelt es sich keineswegs nur um eine Abschaltung des Bewußtseins zu dessen Entspannung: Jedermann kennt mitunter recht lebhafte Bewußtseinsvorgänge während des Schlafes, zum Beispiel das Träumen.

Auch ist bekannt, daß eine schlafende Mutter vom vorbeifahrenden Eisenbahnzug nicht, vom leisesten Wimmern ihres Wiegenkindes jedoch anstandslos geweckt wird. Ihre intensive Beziehung zum Kinde wird demnach auch im Schlafzustand nicht unterbrochen; ihre Aufmerksamkeit, die dem Säugling zugewendet ist, bleibt auch des Nachts erhalten und ist Ausdruck einer Fürsorge, die in den Schlaf mitgenommen wird. In ähnlicher Weise muß auch die sogenannte »Kopfuhr« erklärt werden. Für viele Menschen ist es durchaus möglich, sich vorzunehmen, zu einem bestimmten Zeitpunkt zu erwachen; bei einiger Übung gelingt ihnen dies mit einer Genauigkeit von zirka einer halben Stunde Spielraum. Auch hier müssen wir uns denken, daß der Schläfer seine Beziehung zur Umwelt nicht auf-

gegeben hat; irgend etwas bleibt in ihm wach und gibt sich Rechenschaft über das Zeitempfinden, das erstaunlicherweise recht präzis
bleibt. So ergibt denn genauere Überlegung, daß der Schlaf ein
großes Rätsel der Natur ist, zu dessen Erklärung bis zum gegenwärtigen Zeitpunkt kaum die ersten Schritte unternommen worden sind.

Physiologie des Schlafes

Am sorgfältigsten sind wir unterrichtet über die biologischen Veränderungen des schlafenden Menschen. Die Forscher, die sich hiermit
beschäftigt haben, zählen eine ganze Reihe von körperlichen Vorgängen auf, die den Schlafeintritt begleiten. Wir erwähnen an dieser
Stelle einige charakteristische Beobachtungen:

Die Muskulatur erschlafft während des Schlafens, einzig die
Atemmuskulatur bleibt andauernd in Funktion: Sporadische Bewegungen des Schläfers, Herumwälzen im Bett, Wechsel der Körperla-
ge usw. sind häufig. Die Reflexerregbarkeit ist herabgesetzt. Je nach
der Schlaftiefe braucht es schwache oder stärkere Reize, um den
Schläfer zum Reagieren zu bringen. Der Stoffwechsel und damit
auch die Wärmebildung ist wesentlich verringert, daher die Notwendigkeit, sich im Schlafe zu bedecken oder, wie es die Tiere häufig tun, sich zusammenzukauern. Die Speichel- und Tränendrüsen
sondern weniger Sekrete ab, bei den letzteren führt dies zu jenen
»Sandkörnchen«, die der Erwachende aus seinen Augen reiben
kann. Herz und Atmung sind in ihrer Funktion gedämpft, der verminderte Blutumlauf setzt neben noch unbekannten Faktoren die
Nierenausscheidung herab. Die Pupillen des Schlafenden sind wie
diejenigen des voll Narkotisierten eng. Die Verdauungsdrüsen arbeiten ungestört weiter.

Besonders auffallend ist die Tatsache, daß die Sinnesorgane
schwer erregbar sind. Dies erklärt sich wohl daraus, daß sie die
»Eingangspforten« aller Wahrnehmungen und Eindrücke darstellen:
Wären diese nicht halb oder ganz verschlossen, könnte es kaum zur
Bewußtseinsruhe während des Schlafes kommen. Jeder neue Reiz
würde das Bewußtsein in Unruhe versetzen, um dem vorzubeugen,

scheint der »Widerstand« in den Sinnesorganen während des Schlafes wesentlich vergrößert zu sein, so daß nur besondere oder starke
Reize wahrgenommen werden. Die Bewußtseinstätigkeit selbst ist
auch herabgemindert. Nehmen wir den Traum als Muster, so erkennen wir seine chaotische, ungeordnete, infantile Arbeitsweise im
Schlafzustand. So ist der Mensch im Schlafen wie im Wachen zwar
derselbe, zugleich aber auch ein anderer: Empfinden, Denken und
Handeln sind auf ein Minimum eingeschränkt.

Diese Sparsamkeit der Lebensbewegungen während des Schlafes
hat in der Medizin dazu geführt, das Wachsein als »Ergotropismus«
und das Schlafen als »Trophotropismus« zu definieren; diese Unter-
scheidung des Zürcher Physiologen *W. R. Hess* knüpft an den
Umstand an, daß im ersteren Falle das sogenannte sympathische
Nervensystem mit seinen auf tätige Auseinandersetzung mit der
Umgebung gerichteten Wirkungen dominiert, indes im letzteren das
sogenannte parasympathische Nervensystem Regenerationsvorgän-
ge im Körper einleitet. Sympathicus und Parasympathicus bilden
zusammen das *autonome Nervensystem,* das im Gegensatz zu den
motorischen und sensiblen Nervenbahnen der Willkür nicht unterworfen ist; Diese beiden unwillkürlichen Systeme verfügen über ein
außerordentlich fein abgestuftes Zusammenspiel, mit dessen Hilfe
sie die Organtätigkeit und die allgemeine Zu-oder Abwendung des
Organismus in bezug auf seine Umwelt steuern.

Noch verwirrender werden die Zusammenhänge von Schlafen
und Wachen, wenn man das sogenannte *Schlafzentrum* berücksichtigt: Die Physiologen haben nämlich eine Stelle im Zwischenhirn
entdeckt, deren elektrische Reizung augenblicklich den Schlafzustand bewirkt. Dieses genau lokalisierbare Hirnfeld könnte der
Regulator des Einschlafens und Erwachens sein; in ihm finden auch
meßbare Stoffwechselvorgänge statt, die vermutlich die Erregbarkeit der Hirnrinde herabsetzen. Auch soll die Hypophyse an dieser
Steuerung beteiligt sein; man hat auch schon angenommen, daß
sie ein Hormon absondert, das einschläfernd wirkt. Alle diese Forschungen sind jedoch noch zu keinem befriedigenden Abschluß
gekommen.

Psychologie des Schlafes

Die psychologische Beobachtung kann zur Lösung des Schlafproblems einiges beitragen, das für Biologie und Medizin infolge deren rein naturwissenschaftlicher Orientierung unzugänglich bleibt. In seelischer Hinsicht ist das Schlafen, wie jedermann aus Erfahrung weiß, eine Abkehr von den uns im Wachzustand interessierenden Lebensaufgaben, sozusagen ein Desinteresse an der Welt, die uns tagsüber mit ihren Ansprüchen und Anforderungen gefangen hält. Das Einschlafen ist eine *aktive Leistung* des Schläfers. Es ist, wie wenn er der Welt den Rücken kehren würde, um sich auf sich selbst zurückzuziehen – das Beispiel der Mutter, die auf ihr Kind auch noch schlafend achtet, lehrt, daß dieser Vorgang selektiv ist; es wird gleichsam ausgewählt, welche Beziehungen zur Umwelt im Schlaf noch erhalten bleiben. Der Wachzustand ist an eine ständige Anspannung gebunden, indem der wache Mensch seine Umgebung mit den Sinnesorganen kontrolliert, mit Mitmenschen und Dingen in Kontakt bleibt und die dauernd wechselnden Situationen durch angestrengte Verstandestätigkeit sich zu erfassen bemüht. Nach einem »Tagewerk« ist normalerweise diese Anspannungsfähigkeit erschöpft; der Schlafbegierige »hat genug«, er entzieht seinen Sinnesorganen die Aufmerksamkeit und wendet sich sich selber zu: Er schläft ein. Daher der Eindruck der Ichhaftigkeit und des Selbstgenügens, den jeder »gute Schläfer« macht; er kümmert sich um nichts und niemand und hat sich auf sein animalisches Dasein zurückgezogen, in dem er nur noch »er selbst« ist.

Im Schlaf spart das Individuum Kräfte, die es im Wachen unaufhörlich ausgibt. Zur Umschaltung in den Schlafzustand gehört der positive Entschluß, »nicht mehr weitermachen zu wollen«; zugleich liegt darin auch der Entschluß, am nächsten Tag mit neuen Kräften »an die Arbeit zu gehen«.

Selbst- und Fremdbeobachtungen zeigen, daß die Lebenstätigkeit nur dann lustvoll ist, wenn keine Ermüdung vorherrscht; der durchschnittliche Schwierigkeitsgrad der Lebensaufgaben bedingt, daß zu ihrer befriedigenden Lösung Frische und Ausgeruhtheit erforderlich sind. Das Individuum empfindet es als unlustbetont, sich mit verminderter Kraft »der Welt zu stellen«. Es ist sich selbst darüber im klaren, daß seine Reaktionen hierbei schwerfällig und unzulänglich ausfallen. Daher die Tendenz, sich von der im Ermüdungszustand nicht mehr zu bewältigenden Umwelt zurückzuziehen, sich in sich selber einzuschließen, den Lebenskreis so sehr einzuengen, daß keine Ansprüche mehr existieren – den Schläfer geht alles *nichts mehr an.*

Ermüdung und Rückzugsbereitschaft treten schneller auf, wenn die Umgebung langweilig und monoton ist. Darum wirken mechanische Tätigkeiten einschläfernd. Abwechslung ist nicht nur ein wesentliches Lebenselement, es stimuliert das Bewußtsein und hält es wach. Nur dürfen die Reize nicht allzu stark oder unlustvoll sein; es gibt ein Einschlafen infolge Überreizung, die ebenfalls das Bedürfnis nach »Loslösung« fördert. Beim Säugling, der bei ungestillten Bedürfnissen längere Zeit geschrien hat, schaltet sich der Schlaf als Hilfsmittel der Natur ein; in ihm erlöschen Unlust und Bedürfnisspannung zugleich mit dem Bewußtsein.

Der Sinn der Schlafstörungen

Schlafstörungen sind außerordentlich häufig und stellen für die Therapie schwere bis unlösbare Probleme. Ihre medizinische Beeinflussung durch Schlafmittel ist zwar in vielen Fällen wirksam, beinhaltet jedoch keine kausale Beseitigung der schlafstörenden Ursache. Diese ist meistens *psychogen* und kann nur mit psychologischen Hilfsmitteln beseitigt werden. Die *Freudsche* Erklärung, daß Schlaflosigkeit meistens »Beischlaflosigkeit« sei, wird jedoch nur in einem Teil der Fälle ausreichend sein. Naturgemäß kann sexuelle Not das Einschlafen verhindern, aber die Erfahrung lehrt, daß Schlaflosigkeit unzählige Male ohne jegliche Sexualproblematik auftritt.

Die Psychotherapie der Schlafstörungen findet viel häufiger, daß Schlaflosigkeit dadurch entsteht, daß der nervöse Mensch sich von seinen Problemen nicht lösen und daher keine Ruhe finden kann. Es handelt sich meistens um einen ängstlichen Menschentypus, der das Leben als »Feindesland« empfindet. Von zahllosen wirklichen und vermeintlichen Gefahren umgeben, wagt der Nervöse nicht, »locker zu lassen«; Er denkt und grübelt die ganze Zeit, oft nächtelang, wie er seinen Schwierigkeiten begegnen soll. Oft sind es auch tatsächliche Konfliktsituationen, die den Schlaf verscheuchen: Die Unfähigkeit, einzuschlafen, muß aber immer nur der *Lebenssituation* des Schlafgestörten in Zusammenhang gebracht werden. Der tiefenpsychologischen Analyse enthüllt sich dabei auch mitunter eine *Anklage* an die Umgebung, an die Welt im gesamten, wie wenn einer sagen wollte, wie viel Last er zu tragen hat, indem er nicht einmal schlafen kann. Der neurotische Wunsch nach Entlastung, nach Schutz und Dispensierung von Schwierigkeiten mag hierbei eine große Rolle spielen. Hierin liegt ein unbewußter Ausdruck der Unzufriedenheit mit der Umgebung, ein Hadern mit ihr, oft erkennbar an den grüblerischen Gedankenketten, mit denen der Schlaflose seine Nächte ausfüllt. Der Schlaflose appelliert mit seinem Symptom ähnlich wie der Neurotiker an die Umwelt. Dementsprechend darf man Schlaflosigkeit durchaus zur neurotischen Symptomatik rechnen. Oft staunt man darüber, wie gut schlechte Schläfer aussehen, manche von ihnen benötigen einfach weniger Schlaf, andere holen tagsüber ihr Manko in Ruhepausen nach. Nicht selten aber kann faktischer Schlafmangel zu ernsteren Störungen führen, wobei jedoch in der Regel die dem ganzen Geschehen zugrundeliegende *Neurose* der ausschlaggebende Störungsfaktor ist.

Die Natur selbst hat im Wechsel von Tag und Nacht einen Rhythmus von Tätigkeit und Ruhe vorgeschrieben, dem sich ein Großteil der Lebewelt unterwirft. Der neurotische Mensch, der überall Mühe hat, sich den Lebensbedingungen anzupassen, revoltiert mit seiner Schlaflosigkeit gegen die Umstände des natürlichen und sozialen Lebens. Hat er sich mit dem Einschlafen genügend abgekämpft, so ist er sicherlich am folgenden Vormittag so müde, daß »man nicht viel von ihm verlangen darf«. Die weit verbreitete Lebensangst, verbunden mit neurotischem Sicherheitsbedürfnis, stört den Ablauf des Lebensprozesses, der in Wachen und Schlafen des Mutes und der mitmenschlichen Verbundenheit bedarf, um reibungslos funktionieren zu können.

Zwei Beispiele aus der Praxis

Ein Fall exzessiver Schlaflosigkeit war Rita M., die seit Jahren nur einen Bruchteil ihrer Nächte durchzuschlafen vermochte. Sie war als Kind einer geschiedenen Ehe aufgewachsen. Ihre Mutter, die durch sie an den von ihr getrennten Vater erinnert wurde, haßte sie von frühester Jugend an. Sie erhielt daher bei allen nur möglichen Gelegenheiten Schläge, an die sie mit Haß und Erbitterung zurückdenkt. Ihre Stiefschwestern wurden ihr gegenüber bevorzugt: Sie war prinzipiell immer im Unrecht. Aus dieser katastrophalen Kindheit brachte sie ins Erwachsenenleben Mißtrauen und Kontaktschwäche mit. Sie hatte außerordentliche Mühe, in ihrem Berufsmilieu gute Beziehungen aufzubauen. Auch war sie ehrgeizig und hatte Wunschträume und Ziele, die sie nicht zu realisieren vermochte.

In ihrem Liebesleben war Gefühlskälte dominierend. In einem äußerlich sehr schönen Verhältnis fühlte sich die Patientin nie geborgen. Ihre Empfindlichkeit und Reizbarkeit stellte die Beziehung zum Partner immer in Frage. Ihre sexuelle Schwäche beunruhigte sie andauernd. Sie hatte als Kind keine Aufklärung bekommen, hatte aber mitunter die Mutter mit Liebhabern belauscht, worauf sie »von Ekel und Abscheu geschüttelt wurde«. Das puritanische Milieu hatte alle sinnlichen Regungen des heranwachsenden Kindes verurteilt. Als sie ihre ersten Liebeserfahrungen machte, fühlte sie sich entehrt und enttäuscht. Die Frigidität war die sinnvolle Antwort auf diese Einstellung zu Liebe und mitmenschlichem Kontakt. Die Angst, daß der Partner sie deswegen verlassen werde, bot zu ziellosen Grübeleien Anlaß; auch die Spannung zu den Mitarbeitern im Berufsmilieu vertiefte das *ängstliche Einsamkeitsgefühl,* welches die Psychotherapie als Ursache dieser Schlafgestörtheit ausfindig machen konnte. Die Klarstellung dieses Sachverhaltes führte im Verlaufe der psychotherapeutischen Behandlung nicht nur zum Schlafenkönnen, sondern auch zur Beseitigung der Frigidität.

Verena N. war ebenfalls jahrelang schlaflos. Sie war das erste Kind einer zerrütteten Ehe, die lange Zeit unter den Seitensprüngen des Vaters – der später an einer Depression erkrankte – litt. Ein jüngerer Bruder zog frühzeitig die Liebe der Eltern auf sich, so daß Verena als Kind große Eifersucht empfand. Der verwöhntere Bruder erwies sich auch, wahrscheinlich durch das höhere Maß von Liebe und Fürsorglichkeit, als intelligenter und konnte ein Studium absolvieren. Das Mädchen, das durch das häusliche Klima völlig eingeschüchtert worden war, verdarb sich seine Schulnoten durch Angst und Schüchternheit, die sie daran hinderten, ihr Wissen in der Schule anzubringen. Die ängstliche Grundhaltung gab auch zu gesellschaftlicher Isolierung Anlaß; das Mädchen machte nicht die Vergnügungen ihres Alters mit, zog sich auf sich selbst zurück und entwickelte sich zur Träumerin, die kaum für einen Beruf zu gebrauchen war. Mit Mühe erlernte sie dann eine Hilfsarbeit, mit der sie nie zufrieden war, da diese dem sozialen Niveau der Familie nicht entsprach.

Ein unglückliches Liebesverhältnis überbürdete des weiteren diese junge Frau, deren Schlaflosigkeit schließlich ihre andauernde *menschliche Not* zum Ausdruck brachte. Von ihrem schwierigen und nervösen Liebespartner konnte und wollte sie sich nicht lösen; es war dies der einzige mitmenschliche Halt, den sie besaß. In dieser auswegslosen Situation, in der es kein »vor« und kein »zurück« zu geben schien, füllten uferlose Überlegungen die Nächte aus, um dann in den trostlosen und erschöpfenden Tag überzugehen. Erst die allgemeine psychische Genesung brachte die Entschlußkraft mit sich, das untragbare Liebesverhältnis aufzulösen. Als sich auch berufliche Umschulungsmöglichkeiten ergaben, die bessere und akzeptablere Entwicklungschancen boten, nahm auch die Schlaflosigkeit ein Ende; sie war lediglich das Symptom einer *auswegslosen Lebensführung* gewesen und erübrigte sich, als sich das Leben in einem freundlicheren Lichte zu zeigen begann.

An diesen beiden Falldarstellungen wird uns deutlich, wie recht A. Jores hat, wenn er über die Schlafstörungen schreibt:

»Der Schlaf ist ein gutes Beispiel für einen jener Vorgänge, die man geschehen lassen muß. Jeder Mensch hat wohl einmal eine Nacht, in der er schlecht schläft. Die Gründe kennt er, es sind irgendwelche bevorstehende oder bereits geschehene Ereignisse, die ihn so stark beschäftigen, daß es ihm unmöglich ist, das Mühlrad seiner Gedanken abzustellen, das besonders, wenn die Nachtruhe eintritt, noch intensiver anfängt sich zu drehen. Bei dem schlafgestörten Menschen ist das ein Dauerzustand geworden, wobei es sich aber

wieder sehr oft um Dinge handelt, die der Mensch in seinem
Bewußtsein nie klar erkennt, die mehr unterbewußt wirksam sind.
Er kann sich nicht in den Schlaf fallen lassen. Besonders hinderlich
ist die Angst. Im Schlaf verharrt der Mensch ja in einem Zustand, in
dem jede Selbstkontrolle fehlt. Der ängstliche Mensch, der Angst hat
vor all den vielen Dingen, die sich da ereignen können und denen er
meint begegnen zu müssen mit seinem Verstande, kann es sich einfach nicht leisten, in den Zustand des Schlafs zu fallen, da er in diesem Zustand ja seiner Kontrolle völlig enthoben ist. Das sind dann
die Menschen, die uns erzählen, daß sie entweder »hell wach« sind,
oder daß sie einschlafen, um dann immer wieder aus dem Schlaf
hochzuschrecken, nicht selten gerade in dem Augenblick, wo sie der
Schlaf umfangen will. Vom Schlafe übermannt, reißen sie sich wieder zurück, um wieder wach zu sein und den Gefahren des Lebens
zu begegnen. So ist der schlafgestörte Mensch ein hingabegestörter
Mensch. Das läßt sich auch in anderer Hinsicht nachweisen. Er ist
gestört in seinen mitmenschlichen Beziehungen, er ist ein Einsamer,
er ist gestört in seiner Begeisterungsfähigkeit für die Kunst oder die
Natur, er ist ein freudloser Mensch, und er ist auch gestört in seiner
Hingabe, in der sexuellen Partnerschaft. Die Schlaflosen sind also
die innerlich Gespannten, die Menschen, die ständig auf der Lauer
liegen, den drohenden Gefahren zu begegnen, die zu sich selbst und
der Welt kein Vertrauen haben.« *(Vom kranken Menschen, s.o.)*

Schmerz und Psyche

Aus der Antike ist uns die ergreifende Statuengruppe überliefert, die den trojanischen Priester Laokoon mit seinen Söhnen zeigt, welche durch von den Göttern gesandte Schlangen getötet wurden; der Marmor zeigt drei Menschen in der tödlichen Umschlingung, deren sie sich mit allen Kräften zu entwinden versuchen. Dabei ist dem Künstler der Ausdruck der schmerzlichen Qual derart gelungen, daß die ganze Gruppe den Eindruck von steingewordenem Schmerz macht. Nicht umsonst galt der »Laokoon« als ein Muster der plastischen Darstellung, und noch *Lessing* hat in seiner berühmten Abhandlung an diese Plastik angeknüpft, um den Gegensatz von bildender und sprachlicher Kunst herauszuarbeiten. Der Schmerz ist der Inhalt dieses Kunstwerkes, das in seiner Ganzheit wie ein einziger Aufschrei der leidenden Kreatur anmutet. Hinter den Zügen des Trojaners, der durch seine Warnungen an seine Mitbürger den Zorn der Göttin Hera heraufbeschwor, erblicken wir den Menschen an sich, dessen Leben unsäglich viel Leid, Kummer und Unglück beinhaltet.

Unter diesem Gesichtspunkt wird uns der Schmerz nicht nur zu einem belanglosen Störfaktor des Lebensprozesses, der uns gleichgültig läßt, wenn er nicht gerade über uns herfällt. Hier liegt eines der großen Probleme des Lebens, über das sich lediglich oberflächliche Betrachter hinwegsetzen können. Im Zusammenhang mit dieser einen Frage tauchen fast alle anderen Fragenkomplexe auf, mit denen sich Philosophie und Wissenschaft seit ihren Anfängen befaßt haben. Was ist *der Schmerz* und welche Bedeutung kommt ihm im

Lebensgeschehen zu? In welchen Formen tritt er innerhalb von Tier-
und Menschenwelt auf? Was bedeutet er in bezug auf Krankheit und
Tod? Ist er nützlich, gleichgültig oder schädlich?

Die *Heilkunde* hat seit jeher dem Schmerzproblem besondere Aufmerksamkeit gewidmet. Arzt und Patient kennen den Schmerz als
ein wichtiges *Zeichen*, daß irgend etwas im Organismus in Unordnung geraten ist. Bei vielen Krankheiten sind wir äußerst froh, daß
sie frühzeitig mit Schmerzsymptomen einsetzen. Sie führen den
Kranken sehr bald in die Behandlung, wo ihm sachgemäße Hilfe
zuteil werden kann. Weit ungünstiger verlaufen jene Krankheitspro-
zesse, die sich in aller Stille des Körpers bemächtigen und erst spät
auf Grund der durch sie gesetzten Zerstörungen Schmerz verursa-
chen. Es ist die *große Crux in der Krebs-Diagnostik,* daß sich die
bösartige Wucherung nicht selten erst dann bemerkbar macht, wenn
ihr durch ärztliche Kunst nicht mehr Einhalt geboten werden kann.

Die Schmerzempfindungen haben den großen Vorteil, daß sie den
gefährdeten Menschen alarmieren und alle seine Kräfte oder auch
fremden Beistand auf den Plan rufen. Man kann daher durchaus den
Schmerz einen »Wächter des Lebens« nennen. Wer allerdings gesehen hat, welche Qualen etwa die Schmerzen einer Bauchfellentzündung, eines Knochenbruchs, einer Angina pectoris usw. mit sich
bringen können, wird der Formulierung von *F. Löffler* zustimmen,
daß sich dieser Wächter in einen Folterknecht verwandeln kann;
neuralgische Schmerzen zum Beispiel können so schrecklich sein,
daß sie ihr Opfer in Verzweiflung, gelegentlich sogar in den Suizid
getrieben haben.

Unbeschreiblich ist der Gewinn, der uns in den letzten Jahrzehnten durch die Entwicklung *schmerzbetäubender Pharmaka* und
durch die erstaunlichen Fortschritte der *Anästhesie* bei Operationen
erwachsen ist. Die moderne Schmerzbekämpfung hat die Großtaten
der neueren Chirurgie möglich gemacht und ist ein derart unentbehrliches Hilfsmittel der medizinischen Technik geworden, daß wir
kaum noch begreifen, wie sich Chirurgen anläßlich ihrer Einführung
gegen sie sträubten. Der Kuriosität halber sei der Ausspruch des
französischen Chirurgen Yelpeau angeführt der 1859 schrieb: »Den
Schmerz bei Operationen vermeiden zu wollen ist ein Hirngespinst,
dem nachzujagen heute nicht mehr erlaubt ist«. Wenige Jahre später

wurden Äther- und Chloroform-Narkosen eingeführt, die die Möglichkeiten chirurgischer Eingriffe um ein Vielfaches erweiterten.

Schmerzempfindungen bei Tier und Mensch

Der Schmerz ist eine Lebensäußerung, die nicht auf allen Stufen der organischen Entwicklung angetroffen wird. Die niedrigsten Tierformen reagieren wohl auf unlustbetonte Reize, aber wir haben keinen Anlaß, ihnen Schmerzregungen zuzuschreiben. Bekannt ist die Tatsache, daß ein Regenwurm sich nicht von seinem Weg abbringen läßt, wenn man ihn zur Hälfte entzweischneidet; die Kopfhälfte kriecht unbehelligt weiter, indes der Schwanzteil sich in unkoordinierten Bewegungen windet. Insekten trinken ungestört weiter, wenn man ihnen Bauch und Beine abtrennt, man hat auch »halbierte« Ameisen beobachtet, die geichwohl ihre Last weitertrugen. Typische Schmerzempfindungen scheinen bei den *Fischen* aufzutreten; sie stehen auch mit dem Gedächtnis im Bunde, indem manche Fische nicht ein zweites Mal nach der Angel schnappen. Der Frosch hingegen, dem eine Fliege auf einem Haken dargeboten wird, schnellt seine Zunge so oft auf den spitzen Haken, bis sie zerfetzt ist. Bei anderen Tieren, zum Beispiel den Eidechsen, ist es üblich, daß sie in Gefahrensituationen den eigenen Schwanz »abstoßen«, um dem Gegner zu entkommen. Dieser Selbstamputation stehen wohl kaum intensivere Schmerzgefühle hindernd entgegen. *Vögel* und *Säuger* sind viel schmerzempfindlicher als die niederen Lebewesen. Hunde, Pferde und Katzen entfalten das ganze Panoptikum der Schmerzäußerungen, bei denen unter Umständen auch der *psychische Schmerz* nicht fehlt. Haben Hund oder Katze ihren Herrn verloren, so mag es vorkommen, daß sie »aus Trauer« ihm nachsterben. Haustiere zeigen durch Winseln, Wimmern, Klagen usw. ihren Schmerz an und geben dann den Anblick des Jammers, der unser Herz rührt.

Am meisten Schmerz jedoch finden wir beim *Menschen*, was pessimistische Philosophen vom Bußprediger der Bibel bis zu Schopenhauer bewogen hat, das ganze Dasein als Unlust und Leid zu charakterisieren. »Alles ist eitel!« Der Ruf der Apologeten der Trostlo-

sigkeit ahmt wie ein Echo die Schmerzensschreie der leidenden Kreatur nach und will uns weismachen, daß Leben und Schmerz identisch
seien. Nichtsdestoweniger bleiben wir uns jedoch bewußt, daß die
Welt uns neben ihren Schmerzen auch Freuden bereithält und daß ein
Großteil von Leid und Schmerz durch den Menschen vermieden oder
bekämpft werden kann. Dies vor allem auch deshalb, weil der
Mensch selbst dem Mitmenschen mehr als neun Zehntel aller seiner
Schmerzen zufügt. Was die Natur uns zuleide tut, ist angesichts
menschlicher Schreckenstaten, zum Beispiel in Kriegen, eine kleine
Not, die zu ertragen unser Dasein nicht verdüstern müßte. Würden
wir jedoch lernen, im menschlichen Zusammenleben Hunger, Unge-
rechtigkeit und kriegerische Auseinandersetzungen auszuschalten, so
wäre der Schmerz ein düsterer Klang in der Symphonie des Lebens,
der deren Schönheit vertiefen und nicht beeinträchtigen würde. Er
hätte dann bloß die Aufgabe, den Menschen um seinen »metaphysi-
schen Leichtsinn« *M. Scheler* zu bringen. Durch schmerzliche Empfindung auf die Hinfälligkeit seines Daseins aufmerksam gemacht,
würde der Mensch alles in Bewegung setzen, um für sich und andere
das Leben lebenswert und kostbar zu gestalten.

Der Schmerz: die Angst des Fleisches

In biologischer Hinsicht ist der Schmerz eine sinnvolle Einrichtung,
die der *Selbsterhaltung des Organismus* dient. Die Natur erzieht ihre
Geschöpfe nicht immer mild und duldsam, sie lehrt sie durch
Schmerzen, was sie tun oder meiden dürfen.

Wir können kaum annehmen, daß ein so weitverbreitetes Phänomen wie der Schmerz »sinnlos« ist. Schon die Tatsache, daß er sich
in der Entwicklung der Arten bis zum Menschen nicht nur erhalten,
sondern auch wesentlich verfeinert hat, läßt darauf schließen, daß er
im Daseinskampfe *zweckmäßig* ist.

Tiere lernen durch Schmerzreize, wo sie ungefährdet leben können. Auch die *Dressur* verwendet in der Art von »bedingten Refle-
xen« das Schmerzgefühl, womit sie dem tierischen Gedächtnis
gleichsam »Denkzettel« vermittelt, welche bei bestimmten Handlun-

gen die Assoziation »Wegen Unlust vermeiden!« erzeugen. Allerdings sind *nur die kleinen Schmerzen* dazu berufen, *erziehend* zu wirken. Starke Schmerzempfindungen haben wie die Angst den unerwünschten Effekt, daß sie das Gemüt derart verwirren, daß alle Lernfähigkeit verlorengeht. Die im Schmerz zusammengekrümmte Kreatur kennt nur den einen Wunsch: daß der Schmerz aufhören soll. Der Lebensprozeß bewegt sich, unterstützt durch die Erinnerung, von der Unlust weg zur Lust hin. Er verliert jedoch alle Orientierung, wenn ein Übermaß von unlustvoller Qual einen psychischen Aufruhr auslöst, in dem Todesangst alles überflutet.

Der große Schmerz ist im Grunde ein Vorbote des Todes. Wo er eintritt, verspürt das Lebewesen seine Ohnmacht und sein Ausgeliefertsein, die es auch in der Angst kennenlernt. Während es sich in der Angst spezifisch um sein Leben in der Umwelt ängstigt, fühlt es im Schmerz die Bedrohung des Leibes, der der Mittelpunkt seiner Existenz ist. Der Schmerz sitzt »im Fleisch«, indes uns die Angst in der Seele trifft; beide Regungen sind jedoch miteinander verwandt, so daß sie häufig ineinander übergehen. Die Dringlichkeit der Schmerzabwehr ergibt sich daraus, daß wir leiblich *und* seelisch getroffen werden. In den Fesseln ihrer Körperlichkeit geschlagen, versucht die Psyche vergeblich, dem schmerzlichen Angriff zu entrinnen. *Bergson* hat mit Recht gesagt: »Jeder Schmerz besteht also aus einer Anstrengung, und zwar aus einer ohnmächtigen Anstrengung.«

Phänomenologie des Schmerzes

Die Skala der Schmerzerlebnisse ist reich an verschiedenen Nuancen, über die nicht leicht Rechenschaft abgelegt werden kann. Vor allem die *Haut* ist ein Schmerzrezeptor, was sich sinnvollerweise daraus ergibt, daß sie den Organismus gegen die Außenwelt abgrenzt. In ihr gibt es Nervenendigungen, die auf Druck, Hitze, Kälte und chemische Stoffe schmerzhaft reagieren. Die Physiologie unterscheidet einen spitzen (epikritischen) von einem dumpfen (protopathischen) Schmerz. Das »Jucken« ist bekannt als eine unangenehme, brennende, diffuse Empfindung, die bei manchen

Hautaffektionen überaus lästig werden kann. Sie reizt in der Regel zum Kratzen, wodurch dem ursprünglichen Schmerz weitere Schmerzen beigefügt werden. Die *Sinnesorgane* schmerzen dann, wenn ihnen überdimensionierte Reize zufallen. Sehr laute Geräusche und grelles Licht wirken schmerzauslösend, indem die Empfangsorgane »überlastet« werden.

Der jedermann bekannte Zahnschmerz entsteht durch die Reizung des Nervs in der Zahnhöhle, zum Beispiel durch Infektion. Der dumpfe, mit Todesangst verbundene Schmerz bei Angina pectoris hängt zusammen mit dem Engegefühl im Brustkorb, das vom Herzen mitunter in den linken Arm ausstrahlt. Gallen- und Nierenkoliken sind gekennzeichnet durch anfallsweise auftretende ziehende Schmerzen, die ebenfalls charakteristische Ausstrahlungszonen haben. Der Schmerz bei Magen- und Zwölffingerdarmgeschwür tritt im Zusammenhang mit Nahrungsaufnahme und Nüchternheit auf und wird so zum wertvollen *diagnostischen Hilfsmittel.* Geläufig sind dem Laien wie dem Arzte auch die Schmerzen bei Ermüdung, bei Frakturen, bei Rheumatismus, bei Ischias und bei Nervenentzündungen. Der Alkoholiker zum Beispiel schädigt derart seine peripheren Nerven, daß seine Hautsensibilität herabgesetzt, die Schmerzempfindlichkeit jedoch gesteigert ist: Mit dem sogenannten »helvetischen Handgriff« preßt der Arzt die Wade des Alkoholpatienten zusammen und erfährt bei dessen schmerzlichem Aufschrei, daß er an einer Alkohol-Neuritis leidet.

Die genau lokalisierten Schmerzen bei Blinddarmentzündung verhelfen zur Diagnose ebenso sicher wie Blutbild und Temperatur. Der »Geburtsschmerz« schließlich, der von alters her als »Wehen« bezeichnet wird, ist schon seit Urmutter Evas Zeiten bekannt, die ihre sträfliche Neugier angeblich damit büßte, daß sie und ihre Geschlechtsgenossinnen fortan »mit Schmerzen ihre Kinder gebären« mußten. Die in der ganzen Kulturwelt nunmehr verbreitete Methode des englischen Arztes *Dr. Reed* hat jedoch als »schmerzlose Geburt« diesen uralten Fluch entkräftet, und die physisch wie psychisch auf den Geburtsakt vorbereiteten Mütter in den modernen Gebärkliniken haben so wenig Schmerzen wie die Frauen der Naturvölker, die auf den Wanderungen ihres Stammes auf die Seite treten, gebären und sich wiederum ihrem Nomadenzug anschließen.

Allen Schmerzen gemeinsam – vom Kopfschmerz bis zu den Wehen der Gebärenden – ist die Tatsache, daß sich in ihnen der Mensch *bedroht* fühlt. Demgemäß rückt der Schmerz in die Nähe dessen, was die neuzeitliche Medizin als »Streß« bezeichnet. Darunter versteht sie eine unspezifische Belastung des leib-seelischen Organismus, welche eine Anzahl von Abwehr- und Regulationsvorgängen einleitet. In dieselbe Richtung weist auch der Begriff der »Notfallsfunktion« *Cannon,* die in Krisensituationen über den Adrenalin-Mechanismus die Angriffs- und Abwehrbereitschaft erhöht. Angst, Wut und Schmerz verfügen dabei unterschiedslos über hormonale und nervöse *Reaktionsschemata,* die auf Grund des von ihnen ausgelösten Alarms die Energieentfaltung stimulieren, vegetative Prozesse jedoch lahmlegen. Damit bedienen sie sich offensichtlich auch der Funktionen des sympathischen Nervensystems, das für das Schmerzempfinden sicher eine dominierende Rolle spielt. *Leriche,* der als Chirurg Jahrzehnte über den Schmerz nachgedacht hat, sagte: »Der Sympathikus ist der große Nerv des Schmerzes.« Von diesem vegetativen Nervenapparat her erklärt sich wohl auch der Umstand, daß *auf seelischem Wege* zahllose körperliche Schmerzempfindungen zustandekommen, indem etwa psychopathologische Phänomene wie Angst, Wut, Mißmut, Depressivität usw. sich mit Hilfe des Vegetativums in akuten und chronischen Schmerz umsetzen können. Von der Psyche her ist auch ein Großteil unserer Schmerzen beeinflußbar, indem die Persönlichkeit eines Menschen in seiner Haltung gegenüber Leid und Schmerz wie kaum anderswo zum Ausdruck kommt.

Zur Psychologie und Therapie des Schmerzes

»Wir sind nicht wir, wenn unterm Druck Natur dem Geist befiehlt, zu leiden mit dem Körper« (*Shakespeare*, King Lear) – dieses Zitat könnte über einer psychologischen Lehre vom Schmerz stehen, da es andeutet, wie hier vom Leib her die Psyche in Bedrängnis gerät, bis sich ihr der Notschrei und Hilferuf der bedrohten Natur entringt. Man hat sinnvollerweise den Schmerz auch »den bellenden Wacht-

hund des Lebens« genannt. Er ist offenbar dazu bestimmt, die Inte-
grität des Körpers zu wahren, und stellt somit eine Leistung des
Organismus dar, nicht nur ein passives Erdulden. Seine psychische
Grundsituation wird von *H. Plessner* folgendermaßen geschildert:
»Schmerz ist ein wehrloses Zurückgeworfensein auf den eigenen
Körper, so zwar, daß kein Verhältnis mehr zu ihm gefunden wird.
Die schmerzende Region scheint übergroß ausgebreitet zu sein und
die übrigen Regionen zu überlagern und gänzlich zu verdrängen.
Man besteht nur noch aus Zahn, Stirn, Magen. Brennend, bohrend,
schneidend, stechend, klopfend, ziehend, wühlend, flimmernd wirkt
der Schmerz als Einbruch, Zerstörung, Desorientierung, als eine in
bodenlose Tiefe einstrudelnde Gewalt!«

Die Auffassung, daß das Verhältnis zum Körper im Schmerz »verloren geht«, ist wohl nicht aufrecht zu erhalten; es wird lediglich
gestört. Daher liegt es auch *in der Macht des Menschen,* zu seinem
Schmerz Stellung zu nehmen und ihn *von der Psyche her zu beeinflussen.* Schon allein Entspannungsmethoden wie etwa das »autoge-
ne Training« *J. H. Schultz* vermögen Schmerzen zu lindern. Jedem
Arzte ist geläufig, daß die Schmerzäußerung von der Persönlichkeit
des Betroffenen abhängt. Wir kennen den schwer leidenden Patienten mit der Stimmung der Gelassenheit, und den Hypochonder, der
sich als Gesunder unter seiner psychisch bedingten Tortur krümmt.
Charakter und Lebenseinstellung bestimmen das Verhältnis zum
Schmerz und zum leidenden Körper. Es ist anzunehmen, daß die
Schmerzempfindung im Hirnstamm (Thalamus) lokalisiert ist, der
selber wieder unter dem Einfluß der Hirnrinde steht: So greifen Psyche und bewußte Haltung in das Schmerzgeschehen ein und deter-
minieren dessen Ausmaß. Die stoische Philosophie zum Beispiel hat
für ihre Anhänger die Maxime ausgegeben, daß sie in Duldung und
Entbehrung die Heiterkeit ihres Gemütes wahren mögen; daß dies
möglich ist, ist wohl kaum zu bestreiten.

Dem Arzte stehen heute zahlreiche Pharmaka zur Schmerzbekämpfung zur Verfügung. Immer noch gilt die Lehre des *Hippokrates,* daß der Arzt dazu berufen ist, den Schmerz zu lindern. Der
Gebrauch von Schmerzmitteln bringt jedoch die Gefahr mit sich,
daß sie den Patienten *süchtig* machen. Vor allem die phenacetinhal-
tigen Tabletten, bei deren Einnahme sich Euphorie einstellt, werden

heute massenweise konsumiert und setzen bei Abusus Nierenschä-
den. Über die Suchtgefährdung bei Opiatengebrauch muß man sich
nicht ausführlich verbreiten. Der gewissenhafte Mediziner wird nur
bei dringender Indikation derartige Heilmittel verschreiben, die den
Patienten an einen seligen Zustand der Schmerzfreiheit gewöhnen,
dem er nach einiger Zeit nur schwer entrinnen kann. Vielleicht sollte man der *Verlockung,* welche in den zum Teil ausgezeichneten
modernen Schmerzmitteln liegt, *nicht einfach Folge leisten* und lernen, *mit dem Schmerze zu leben,* etwa im Sinne des Patienten aus
dem 16. Jahrhundert, welcher schreibt:

»Die zunehmenden Jahre haben mich mit der Nierensteinkolik
beschenkt, und so ringe ich nun mit der schlimmsten, der jähesten,
der schmerzlichsten, der unheilbarsten, der tödlichsten aller Krankheiten. Ich habe schon fünf bis sechs sehr lange und peinliche Anfäl-
le von ihr ausgehalten. Immerhin, wenn ich mich nicht täusche, so
kann man auch noch in diesem Zustand Haltung bewahren, ein
Mann wenigstens, der sich von der Furcht des Todes losgelöst hat.
Der Ansturm der Schmerzen ist nicht so herb und brennend, daß
ein gesetzter Mensch darüber in Wut und Verzweiflung geraten
müßte. Den Nutzen habe ich wenigstens von einer Kolik, daß sie
vollenden wird, was mir bis jetzt noch nicht ganz gelungen ist, nämlich *mich bekannt und vertraut zu machen mit dem Tod.* Je mehr
sie mich heimsucht und plagt, je weniger wird mir der Tod fürch-
terlich sein. Kommt die Kolik, so soll die Philosophie der Seele die
Kraft erhalten, daß sie bei sich sei und ihren gewöhnlichen Gang
geht, den Schmerz bekämpfend und ertragend, ohne sich schmäh-
lich vor ihm niederzuwerfen, erregt meinetwegen und erhitzt vom
Kampf, aber nicht ganz darniederliegend und unterjocht, immer
noch bis zu einem gewissen Grad fähig zur Unterhaltung oder zu
einer anderen Beschäftigung. Ich klage, ich werde verdrießlich,
wenn mir der stechende Schmerz gar zu arg zusetzt, aber ich lasse
es nicht bis zur Verzweiflung kommen. Ich beobachte mich selbst
noch im heftigsten Drang des Leidens und habe immer gefunden,
daß ich noch sprechen, denken und vernünftig antworten kann,
ebensogut wie zu andern Zeiten, nur nicht so zusammenhängend,
da der Schmerz mich störte und ablenkte. Bis zur Stunde halte ich
mein Gemüt in solcher Fassung, daß, wenn ich nur durchhalten

kann, ich mich viel besser befinde als tausend andere, die sich ihre Übel durch eigene Unvernunft geschaffen haben.« (*Montaigne, Essays.*)

Der psychogene Tod

Die moderne Naturwissenschaft hat den Tod jeder mythologischen Symbolik beraubt; vom biologischen Standpunkt aus ist der Tod »das Aufhören jeglicher Lebensäußerungen eines Organismus«. Mit dieser Charakteristik verbindet sich der Grundgedanke, daß die Lebenskraft auf irgendeine Weise zum Erlöschen gebracht wird. In der *mechanistischen Epoche der Medizin* galt der Körper als eine höhere Art von Maschine, die durch Abnützung oder äußere Störfaktoren zum Stillstand gebracht werden kann. Tatsächlich findet die Pathologie bei jedem gestorbenen Menschen eine Vielzahl von Organschäden, wovon sie recht häufig einen speziellen als »Todesursache« angeben kann. Die pathologische Diagnose lautet dann auf Herz-, Hirn- oder Lungentod, wobei sich im einzelnen nachweisen läßt, auf welchem Wege die Agonie eingetreten ist. Damit scheint das Problem des Sterbens medizinisch gelöst; es ist die selbstverständlichste Erscheinung der Welt, daß ein Leben zu seinem Ende und Abschluß gelangt.

Die naturwissenschaftlichen Erklärungen des Todes befriedigen uns jedoch nur teilweise. Wir wissen, daß vielzellige Lebewesen sterblich sind; vom *Einzeller* wird seit *A. Weismann* gesagt, daß er – unter günstigen Kulturbedingungen – *potentiell unsterblich* sei. Bei Einzellern läßt sich die Fortpflanzung durch die Zellteilung beliebig lange beobachten wobei die Tochterzellen weiterhin teilungsfähig bleiben und keine Einbuße an ihrer Lebenskraft erleiden. Die Biologen erklären demnach, daß »Einzeller nur durch Unglücksfälle und Verbrechen sterben«. Offenbar wird die erhöhte Spezialisierung des

Vielzellers mit dem Verlust der Unsterblichkeit bezahlt. Die Arbeitsteilung der Organe macht deren besondere Ausgestaltung nötig, welche die Regenerationsfähigkeit vermindert; nur das »Keimplasma«
gibt das Leben weiter, indem der übrige Organismus zum Zerfall
bestimmt ist. Altern und Sterben sind *Schicksale vielzelliger Organismen,* die in ihrer Grundstruktur verankert sind. Ihr tieferes Verständnis erschließt sich nur einer Sinndeutung des Lebensgeschehens, die über das rein Mechanisch-Physikalische hinausgeht.

Sterben bei Mensch und Tier

Tier und Mensch gehören dem Reiche des Lebendigen an und haben
viele Lebensgesetze gemeinsam. Das *Lebensalter* einer Gattung ist in
ihrer chromosomalen Ausstattung festgelegt, wenngleich hier keine
festen Grenzen gezogen sind. *Tiere* erreichen jedoch in der freien
Wildbahn selten die ihnen mögliche Altersgrenze; sie gehen vorher
schon an Infektionen und feindlichen Angriffen zugrunde. Dem
Alter entgegenzureifen und in ihm das Leben zu vollenden, ist eine
rein menschliche Möglichkeit, die dem Tiere versagt ist. Wird es von
einem Krankheitskeim befallen, so enden die entstehenden Krankheiten meistens tödlich; bei herannahender Altersschwäche sind
Jäger und Beutetier nicht mehr für den Daseinskampf tauglich und
erliegen ihm, bevor ihr natürliches Ende eintritt. Beim Sterben an
einer *Infektion* zeigt sich eine *Übereinstimmung* zwischen Mensch
und Tier; hier kommt der Tod *von außen* ins Lebewesen hinein und
hat keinen sichtbaren Bezug zu seinem Lebensprozeß. Dasselbe gilt
auch für den Tod durch äußere Gewalt, Unfälle und dergleichen.
Dieses »Enden« ist gleichsam ein »Verenden«; die »Uhr des Lebens«
ist nicht abgelaufen, sondern zum Stillstand gebracht worden durch
eine Einwirkung von außen, die den Charakter des Zufälligen, Sinnlosen und Willkürlichen trägt.

Aber selbst wo das Lebendige sich gegen die Gefahren der Umwelt
zu schützen weiß, ist Sterben sein Schicksal. Alle Vorkehrungen der
zivilisatorischen Menschenwelt – Medizin, Hygiene und allgemeiner
Gesundheitsschutz – haben die Aufgabe, den Tod von außen fernzu-

halten, um dem *Tod von innen* Raum zu geben. Der Tod ist lebensimmanent. Er ist bereits im Neugeborenen anwesend und wächst mit ihm durch die Lebensalter heran, bis er zuletzt das Leben als Ganzes konsumiert hat. Der Lebensprozeß ist ein unumkehrbarer Ablauf. Wenn die »Bahn« durchmessen worden ist, ist es für den Organismus Zeit, abzutreten und neuen Organismen Platz zu machen. Im Tierreich hat manches Lebewesen sein Leben bereits im Moment der Begattung erfüllt: Es stirbt beim Begattungsakt. Beim Menschen ist das Leben wesentlich verlängert, indem bei ihm über das Zeugungsgeschäft hinaus das Dasein individuelle Züge trägt. Es geht darin nicht so sehr um die Arterhaltung, sondern um die *Selbstverwirklichung.*

Daher ist die Menschheit daran, das *Sterbealter* immer mehr *hinauszuschieben.* Vom 9. bis zum 14. Jahrhundert war die durchschnittliche Lebenserwartung etwa 30 Jahre. Sie wuchs im Laufe der Jahrhunderte, mit Rückfällen durch Seuchen, Kriege usw., und steht heute bei etwa 70 Jahren. Insbesondere seit der Entdeckung der Antibiotika und anderer Heilmittel sind die Lebenschancen auch des alten Menschen gewaltig angestiegen. Die Aussicht, hundertjährig zu werden, ist entscheidend gewachsen. Die Vereinigten Staaten zählen auf eine Million Einwohner etwa 40 hundertjährige; jeder 2500. Bürger also erreicht dieses Alter. Viele Autoren sind aber auch der Meinung, daß man durch Verbesserung hygienischer Verhältnisse das Sterbealter auf *120 bis 150 Jahre* wird zurückschieben können. Die Menschen der Zukunft werden, vielleicht sogar in heute kaum vorstellbarer Lebensfrische, *viel älter als wir werden.* Aber auch ihnen wird das Sterben nicht erspart bleiben.

Der immanente Tod

Das Wissen darum, daß der Tod irgendwie zum Leben gehört, ist bereits seit seinen Anfängen dem Menschengeschlecht eigen. Schon das babylonische Gilgamesch-Epos aus dem dritten Jahrtausend vor Christus schildert die Irrfahrten eines Königs, der auf der Suche nach dem »Wasser des Lebens« den damaligen Erdkreis durchwandert und mit der leidvollen Einsicht zurückkehrt, daß dem Menschen Unsterblichkeit versagt ist. Alle Mythen sprechen vom unsterblichen Leben, offensichtlich inspiriert vom Wunschdenken, das die traurige Tatsache des Todes zu ignorieren versucht. Die menschliche Phantasie hat in der Gestaltung der Götter ein »unsterbliches Dasein« konzipiert, dem mit bitterer Einsicht das Los der Sterblichen gegenübergestellt wird.

Erst die neuere Philosophie lehrt uns eindringlich, daß der Tod ein Bestandteil unseres Daseins ist. Die von *Kierkegaard* inspirierte Existenzphilosophie wird nicht müde, das Leben »eine Krankheit zum Tode« zu nennen. Auch *Heideggers* Lehre sieht im Tod die äußerste Möglichkeit des Daseins, zu der der Mutige in allen gefährlichen Lebenssituationen »entschlossen vorläuft«. Damit soll angedeutet werden, daß das Wissen um den Tod den Menschen vor allen anderen Lebewesen auszeichnet. Kein Tier weiß, daß es sterben muß, da sein Bewußtsein immer auf den jeweiligen Augenblick eingeschränkt bleibt; der Mensch, der in die Zukunft zu sehen vermag, erblickt in ihr als äußerste Grenze das unverrückbare Mal seiner Todverfallenheit. Aus der *Erkenntnis des Sterbenmüssens* erst gewinnt das Menschenleben Tiefe und Intensität. Wenn wir unsterblich wären, hätte nichts Dringlichkeit und das Leben entbehrte der Feder, die es anspannt und kostbar macht.

Dennoch wirft der Tod andauernd seine Schatten in das ihm ausgelieferte Leben voraus. Wir kennen dies als das Phänomen der *Todesangst*, die den Menschen auf seinem Lebensweg begleitet und immer wieder aus seinem unbewußten Gemütsgrund aufsteigt. Die Angst selber ist das Innewerden, daß wir von dieser Welt abtreten müssen; in ihr ängstigen wir uns um uns selber und spüren, *daß unser Dasein* ein *vorübergehendes* ist. Mit jedem stärkeren Angsterlebnis streift uns der Atem des Todes und läßt uns im bangen Gefühl zurück, daß wir ihm ausgeliefert sind.

Sigmund Freud hat die Lebensimmanenz des Todes durch die eigenartige Theorie des »Todestriebes« zu erfassen versucht. Durch das sinnlose Massensterben des Ersten Weltkrieges innerlich aufgewühlt, vermochte sich der große Seelenforscher die Exzesse von Mordlust und Grausamkeit nur durch die Annahme eines im Menschen liegenden »Hangs zum Tode« zu erklären, wendet sich dieser nach außen, so zeigt er sich als Sadismus und Zerstörungslust, zwingt ihn die Kultur nach innen, so wird er zum grausamen Gewissen, zum Masochismus usw. Die tief pessimistische Schlußfolgerung dieser Lehre besagt, daß der Mensch entweder sich oder andere zerstören müsse. Nur wenige orthodoxe Psychoanalytiker sind Freud in dieser *trostlosen Anschauung* gefolgt. Kritiker haben mit Recht hervorgehoben, daß die Biologie die Annahme eines Todestriebes nicht bestätigen kann. Hinsichtlich der Kriegsgreuel hat Freud, wie so oft, zeit- und kulturbedingte Mißstände zu Bestandteilen der »menschlichen Natur« erhoben. In seiner Blindheit gegenüber sozialen Prozessen und ökonomisch-politischen Bedingungen verkannte er die Rolle, welche Erziehung, politische Beeinflussung und die gesamte Gesellschaftsstruktur an der Entfesselung kollektiver Mordlust spielen. Neuere anthropologische Forschungen lehren, daß das Verhalten des Menschen nicht so sehr biologisch als eher sozial bedingt ist.

Psychosomatik des Sterbens

Die psychosomatischen Untersuchungen haben wesentliche Beiträge zum Verständnis des Todesproblems geliefert. Diese sind zunächst von der Frage nach dem Ursprung der Krankheit ausgegangen. Psychoanalytische Beobachtungen haben frühzeitig nahegelegt, im Krankwerden eine »psychische Reaktion« zu sehen, nicht einfach ein rein biologisches Ereignis. *V. v. Weizsäcker* hat die Krankheit als ein Können, eine Leistung des Organismus definiert. Bei einer ganzen Reihe von Krankheiten, die *Jores* unter dem Begriff der »menschlichen« zusammengefaßt hat (Asthma bronchiale, Ulcus ventriculi, Colitis ulcerosa, Allergien usw.), ist es offensichtlich, daß ein lebensgeschichtlicher Faktor in ihnen bedeutsam wird: Das Individuum erkrankt in spezifischen Konfliktsituationen, deren pathogene Tragweite nur aus seinem inneren Werdegang und seiner psychischen Struktur verständlich ist.

Wo die Lebensentfaltung durch neurotische Dispositionen gehemmt wird, springt die Erkrankung als eine Lösung scheinbar unlösbarer Probleme ein; *Krankheit* ist eine *Form der Auseinandersetzung mit dem Leben.* Tiefenpsychologisch gesprochen, ist sie oft

ein Ersatz für eine Neurose, deren Ausbildung durch die Organkrankheit unnötig wird. Die Rückzugstendenzen und die Lebensangst, die durch eine psychische Notlage krisenhaft anwachsen, werden in den Krankheitsprozeß »investiert«, so daß der Kranke in ihm
teilweise seiner Lebensproblematik enthoben ist. Die Tiefenpsychologie hat in diesem Sinne auch von der *»Flucht in die Krankheit«*
gesprochen. Bei chronischen Krankheiten läßt sich des öfteren nachweisen, daß neue Schübe und Exazerbationen durch Gemütsbewe-
gungen entschieden beeinflußt werden. Überhaupt ist *Chronizität*
oft ein Zeichen dafür, daß sich der Organismus »mit seiner Krankheit verständigt hat«; er bleibt in einem Zwischenzustand, der weder
Leben noch Sterben ist.

So ist die Psyche oder die Ganzheitsreaktion des Organismus an
Gesundheit und Krankheit wesentlich mitbeteiligt. Von hier aus läßt
sich ohne weiteres die *Mutmaßung* ableiten, daß *auch das Sterben
psychogen bedingt* sein kann. Für diese Auffassung sprechen zahllose Beobachtungen, die von der rein naturwissenschaftlich orientierten Medizin übergangen worden sind. Intensivste Freude- oder
Schreckerlebnisse haben schon oft den Tod des Betroffenen ausgelöst. Bei Tieren kann man geradezu experimentell feststellen, daß
Angst tödlich wirkt. Zeigt man einem gefangenen Wildkaninchen
ein Frettchen (eine Abart des Iltis, die auf Kaninchenjagd dressiert
wird), so stirbt es innerhalb zweier Tage an Hyperthyreose. Der
Zusammenhang der letzteren mit Angsterlebnissen ist auch beim
Menschen bekannt, wo man geradezu vom Schreck-Basedow
spricht. Ratten, denen man die Barthaare abschneidet, gehen innerhalb eines bis zweier Tage ein: Ihr gestörtes Körpergefühl läßt ihre
Initiative erlahmen und drosselt ihren »elan vital«. Gefangene Wild-
tiere starben oft dahin, weil sie in ihren Käfigen nicht den gewohn-
ten »Auslauf« und Lebensraum fanden. Erst seit der Einführung der
Freiluftgehege fühlen sie sich auch im Zoo so wohl, daß sie sogar
mitunter hinsichtlich ihrer Fortpflanzung und Jungenaufzucht unbe-
hindert sind.

Bei den *primitiven Völkern* ist der sogenannte *Voodoo-Tod* ein
Beispiel für den ungeheuren Einfluß psychischer Faktoren auf den
Lebenswillen. Wenn ein Primitiver ein Tabu übergangen hat oder
wenn er davon hört, daß ihm ein Zauberer den Tod »angehext« hat,

stirbt er an seiner Selbstsuggestion, die ein Überleben für aussichtslos hält. Offenbar sind Lebensentfaltung und Hoffnung für das Lebenkönnen unentbehrlich. *Hoffnungslosigkeit* ist eine »Krankheit zum Tode«.

In der grauenhaften Experimentalsituation der nationalsozialistischen Konzentrationslager *starben am schnellsten jene Häftlinge, die keine »Weltanschauung« hatten,* aus der sie den Sinn ihrer absurden Situation deuten konnten; religiös oder politisch gläubige Menschen hielten sich länger aufrecht, weil sie sich an ihre Hoffnungen klammern konnten und ihrem Leiden ein »Wozu« abzugewinnen vermochten. Wer irgendwie noch an das Leben glaubt, versinkt nicht so leicht in jene Lethargie, die dem Tod den Weg bereitet. Wer auf den letzten Rest von Entfaltung verzichtet oder Verzicht leisten muß, ist für das Sterben reif, und äußere Umstände entscheiden dann, welcher Noxe er zum Opfer fällt.

Der »menschliche Tod«

So gelangen wir im Anschluß an die Formulierung der »menschlichen Krankheiten« auch zum Begriff des »menschlichen Todes«, für den ebenfalls eine psychische Kausalität angenommen werden muß. Sofern nicht Unfälle oder Infektionen ein Leben sozusagen durch materielle Gewalt auslöschen, bleibt das Sterben reserviert für jene *Herabminderung der lebendigen Initiative,* die mit dem Altersprozeß und dem Lebensschicksal die Entfaltung in die Welt hinein sukzessive einschränkt. Die Abnutzung der Organe hilft sicherlich mit, die psychische Spannkraft zu reduzieren. Wir merken dann am alternden Menschen, daß sein Interesse für Leben und Umwelt abnimmt und die Psyche gleichsam sich von der Umgebung »ablöst«.

Dies erklärt die *Wichtigkeit beruflicher und menschlicher Beziehungen* für Gesundheit und Weiterleben im Alter. In beiderlei bleibt eine Bindung ans Dasein, die der Welt den notwendigen »Anreizcharakter« verleiht. Pensionierte Berufsleute, die sich nicht durch Beschäftigungen über den Berufsausfall hinwegsetzen können, sterben nachweisbar den sogenannten »Pensionierungstod«. Bei Vergleichsgruppen von Pensionierten, die weiterarbeiteten, mit solchen, die »nichts taten«, zeigt sich, daß die letzteren eine viel geringere Lebenserwartung haben. Der Sterbeprozeß wird *durch Langeweile* eingeleitet, die, wie die Sprache in ihrer Weisheit besagt, »tödlich« sein kann, man muß einen Lebensinhalt haben, um weiterleben zu können. Oft stirbt ein Mensch überraschend seinem Partner »nach«; der Tod des Menschen, mit dem man Jahrzehnte gemeinsam gelebt hat, macht die Welt so reizlos, daß sie nicht mehr lebenserhaltend wirkt.

Für den Willen zum Leben sind demnach nicht nur äußerliche Begünstigungen erforderlich. Das Erlebnis der Geborgenheit, des Schutzes und der Sicherung ist sein wichtigstes Ingrediens, ohne das er verkümmern und entarten muß. Dies lehrt auch der sogenannte Hospitalismus bei Kleinkindern. Wachsen diese im ersten Lebensjahr ohne mütterliche Liebe auf, so gewinnen sie nicht Anreiz genug, sich in das lieblose Leben hinein zu entfalten. Sie zeigen Wachstumsstillstände physischer und psychischer Art und enden bei krasseren Formen von liebloser Atmosphäre im Marasmus, sterbend an Liebesmangel. Andererseits stimuliert den Lebenswillen das *emotionelle Klima* des Geliebtwerdens, in der Kindheit wie im reifen Alter. Auch der *Erfolg* erzeugt Lebensfreude und damit Leben. Solange der Mensch Vertrauen in sich und seine Umwelt besitzt, wird er getragen von einer unbewußten Zuversicht, die bis in seine »Tiefenperson« hinein alle Lebensprozesse »in Ordnung hält«. Vielleicht tritt die Unordnung im Organischen erst ein, wenn die Psyche in ihrer Ordnungsleistung versagt hat. Kühnste Hypothesen postulieren sogar, daß die maligne Wucherung der *Krebszellen* durch die ihr vorausgehende *psychische Lethargie* mitbedingt wird und daß es eventuell einen »psychogenen Krebs« gibt.

Wo der Mensch im Einklang mit sich und seinen Lebensaufgaben lebt, naht sich ihm der Tod nicht als Feind, sondern als Freund und Vollender seines Daseins. Wir kennen eine hochgemute Haltung gegenüber dem Leben, die dem Sterben ohne Angst und Illusion entgegenschreitet und auch dem Todesbewußtsein die Heiterkeit und Lebensfreude nicht opfert. Ein Beispiel für eine solche Haltung ist *Michel de Montaigne,* der im 16. Jahrhundert in seinen »*Essays*« in bewundernswürdiger Weise die stoische Tapferkeit gegenüber Leben und Sterben zum Ausdruck gebracht hat; wir finden in seinem berühmten Buch die schönen Sätze, die uns lehren, wie man sich auch mit dem Tod versöhnen kann:

»Das Ziel unserer Laufbahn ist der Tod: Er steht uns vor Augen, ob wir wollen oder nicht; wenn er uns erschreckt, wie ist es möglich, ohne Schaudern einen Schritt vorwärts zu tun? Der Ausweg des gemeinen Haufens ist, nicht an ihn zu denken... Wäre er ein Feind, dem man ausweichen könnte, ich würde raten, das Hasenpanier zu ergreifen. Doch weil das nicht angeht, weil er euch einfängt, ihr mögt feige sein und fliehen oder als Ehrenmänner stehen, und weil euch der bestgehärtete Panzer nicht deckt, so laßt uns lernen, ihm standzuhalten und die Stirn zu bieten. Nehmen wir ihm seine Unheimlichkeit, machen wir uns vertraut, halten wir mit ihm Umgang, bedenken wir nichts so häufig wie den Tod... Die Besinnung auf den Tod ist Besinnung auf die Freiheit.«

Arzt sein heute

Sigmund Freud zitierte bei Gelegenheit mit Zustimmung das
Sprichwort von den drei unmöglichen Berufen, nämlich: Erziehen,
Regieren und Kurieren. Viele Ärzte mögen ihm beipflichten, sofern
es sich um die beiden erstgenannten Tätigkeiten handelt. Aber:
Unmöglichkeit des Kurierens! – das ist denn doch eine tollkühne
Behauptung. Allerdings wußte Freud noch nichts von Organver-
pflanzung, Antibiotika, Großtaten der supermodernen Chirurgie,
Eingriffen ins Genom, Weiterentwicklungen der Diagnostik usw.
Aber wie wir den alten Skeptiker kennen, hätte er sich durch die
eben erfolgte Aufzählung nicht allzu sehr beeindrucken lassen.
Auch stand ja hinter ihm die sprichwörtliche Weisheit der Völker,
die auf jahrtausendealten Einsichten beruht. So müssen wir die auf-
geworfene Frage unentschieden lassen. Geben wir doch selbst zu,
daß im Arztberuf manche Probleme und pathologische Konstellationen stecken, die man mit gespielter optimistischer Zuversicht
nicht einfach beseitigen kann.

Gewiß kann man gegen jeden Skeptizismus bezüglich der Medizin
darauf verweisen, daß wir viele Krankheiten in den Griff bekommen
haben, und daß die Menschen heute eine ziemlich größere Lebenserwartung haben als früher. Aber ist die Menschheit als Ganzes viel
gesünder geworden? Haben sich nicht neue Krankheiten eingestellt,
die für uns ebenso unbeherrschbar sind wie vormals die Infektionskrankheiten usw.? Gibt es nicht das unermeßliche Heer der Zivilisa-
tionskrankheiten, der Süchte, der psychologischen und psychosomatischen Störungen? Und wenn man den Status der gegenwärtigen

Humanität erheben will, dann wird die Sache noch prekärer. Denn der großangelegte Krankheitsbegriff könnte ohne weiteres auch Kriege, Kriminalität, Unmenschlichkeit und Unvernunft in sich begreifen. So gesehen, ist die Menschheit so unselig dran wie je zuvor. Wir haben es nicht, wie Wagner in Goethes »Faust« meint, »weit gebracht«. Eher schon sind wir arme Toren, die so klug sind als wie zuvor.

Aber aus diesem Vortrag soll keine Jeremiade werden. Wenn wir das »Arztsein heute« realistisch ausloten wollen, dann liegt es nahe, ein Berufsbild des Arztes auszuarbeiten, so wie es sich aus den modernen Gegebenheiten ergibt. Was ist denn das: der Arztberuf? Es wird sich bald zeigen, daß es nicht nur ein Berufsbild des Arztes gibt, sondern mehrere »Bilder«. Man kann hier und heute auf sehr verschiedene Arten ein Arzt sein. Um dies zu ergründen, wendet man am besten die geschichtliche Betrachtungsweise an.

Der naturwissenschaftliche Arzt und Forscher

Wilhelm Dilthey sagte um die Jahrhundertwende: »Was der Mensch sei, erfährt er am ehesten durch die Geschichte«. Ähnlich wollen wir argumentieren, wenn wir die Möglichkeiten des Arztseins aus dem geschichtlichen Werdegang der Medizin ableiten. Was hat da alles an Ausprägungen der ärztlichen Berufsform existiert und floriert?

Ich will die historische Betrachtung nicht bei Adam und Eva beginnen. Daher kaum ein Wort über die Medizinmänner der Urzeit und Naturvölker; wenig oder gar nichts über Imhotep, den sagenhaften ägyptischen Arzt um 2800 vor Christus, der auch Architekt und Regierungsbeamter war; nichts über Asklepios und Hippokrates, Galen und andere Ärzte der Antike. Sogar die mittelalterlichen Ärzte wollen wir schweigend übergehen. Wir wundern uns über sie, wenn wir sie in Zeiten von Epidemien mit Vogelkappen und Vogelschnäbeln abgebildet sehen; in den letzteren trugen sie wohlriechende Substanzen, die den »Pesthauch« fernhalten sollten. Wunderlich genug, wenn sie aus ihren Schnäbeln heraus Diagnosen stellten und Kuranweisungen gaben.

Paracelsus

Der erste moderne Arzt, in dem berufliche Realitäten von heute auf-scheinen, ist meines Erachtens Paracelsus (1493-1541). Die For-schung hat zwar gezeigt, daß auch er noch tief im mittelalterlichen Denken befangen ist; aber er zeigt Anzeichen von hoher Modernität, die ihn manchmal geistig zu einem unserer »Zeitgenossen« stempeln.

Er war bekanntlich ein unruhiger Geist, kämpferisch über alle Maße. Nach Absolvierung seiner Studien ging er auf Wanderschaft und bereiste einen Großteil des damaligen Europa. Überall war er lernbegierig; doch lernte er nicht nur von den Akademikern, sondern auch von den einfachen Leuten, von klugen alten Weibern, von Quacksalbern und Bewahrern uralter Volksweisheit, die Krankheit und Gesundheit betrifft.

Was er dabei erfuhr, brachte ihn in einen scharfen Gegensatz zu der Universitätsmedizin, die damals eher literarisch als empirisch war. Um Arzt zu werden, mußte man die klassischen medizinischen Texte studieren; Empirie war weder erwünscht noch gefragt. Francis Bacon erzählt mit Ironie den Streit von Scholastikern, die die Klin-gen kreuzten anläßlich der Frage, wieviel Zähne ein Pferd habe. Man führte Aristoteles und Plinius an, Theophrast und manche theologische Autoren; aber man konnte sich nicht einigen. Ein blut-junger Student, der den Disput anhörte, mischte sich ein und sagte, er habe sein Pferd vor dem Hause angebunden – man könne ja hin-gehen und die Zähne zählen. Die Scholastiker entrüsteten sich über ihn; mit solchem platten Empirismus sei ein Streit von Gelehrten nicht zu klären. Wahrscheinlich einigte man sich auf die Thesen des Aristoteles, der bis in die Neuzeit hinein der »Gott der Naturfor-scher« blieb.

Auch der Renaissancearzt Cardano referiert in seiner Autobiogra-phie, er hätte mit einem Kollegen darüber gestritten, ob dieser in einem Zitat den Aristoteles ungenau zitiert habe. Cardano bekam recht, und sein Kollege brach darüber beinahe zusammen. Jedenfalls war der Vorfall wert, in der genannten Biographie im Detail erzählt zu werden.

Paracelsus fuhr in diese literarische Clique hinein wie ein frischer Wind oder ein Sturm in eine stauberfüllte Bude. Er verbrannte öffentlich die Bücher uralter Autoren und proklamierte, man müssen den Weg der Erfahrung beschreiten. Er schuf den Forschungszweig der Gewerbemedizin (Bergmannskrankheiten), bereicherte die Iatrochemie (Quecksilberkuren) und war daneben ein großer Generalist neben vielen Spezialisten. Sein Werk greift aus in viele Bereiche des Denkens, in Theologie, Philosophie, Magie und Aberglauben.

Die Autoritäten seiner Epoche jagten ihn von Land zu Land, und viele seiner Bücher wurden »unterwegs« diktiert und geschrieben. Man hat seine Leiche exhumiert und auf seinem Schädel die Spuren eines Stockhiebes gefunden. Wurde er ermordet? Nach Ansicht eines Experten hat er nur Prügel bekommen; und das bekommen ja die meisten Neuerer, die alten Plunder beseitigen wollen.

Von 1500 bis 1800 bleibt die Geschichte der Medizin noch weithin ein sehr unerfreuliches Kapitel. Es gibt Autoren, die behaupten, daß die Chance, aus einer medizinischen Konsultation mehr Nutzen als Schaden zu ziehen, erst seit 1850 eindeutig zugunsten der Nutzenserwartung ausfällt. Was vorher geschah, erweckt beim Betrachter mitunter das nackte Grauen. So erkrankte zum Beispiel Ludwig XIV. von Frankreich im hohen Alter an Pocken; er hatte sich vermutlich dadurch infiziert, daß ihm sein Kammerdiener ein junges Landmädchen »zuführte« (als Bettgespielin), die die Pocken in sich trug. Um den König zu retten, ließ man ihn angeblich 30mal zur Ader. Wenn er nicht an Pocken starb, dann »erledigten« ihn die Blutentnahmen, die einen Kreislaufkollaps bewirkten.

Noch um 1800 »behandelte« der junge Philosoph Schelling ein Mädchen, indem er nach spekulativen Grundsätzen vorging. Das Kind starb; aber eine medizinische Fakultät war so großzügig, dem quacksalbernden Philosophen nachträglich noch einen »Dr. med.« zu verleihen, damit sein Ruf nicht erschüttert würde.

Ignaz Semmelweis (1818-1865) publizierte seine Erkenntnisse über die Prophylaxe des Kindbettfiebers erst 1861; bis dahin und auch noch später waren die Mütter infizierenden Untersuchungsmethoden ausgesetzt, die sie eines kläglichen Todes sterben ließen. Die Semmelweis-Thesen stießen bei den medizinischen Autoritäten zunächst auf Hohn und Verachtung.

Eine wissenschaftliche Grundlagenforschung in der Medizin gibt es erst im 18. und 19. Jahrhundert. In dieser Ära wurden unzählige

methodologische und praktische Einsichten gewonnen, auf denen
unsere medizinische Theorie und Praxis beruht. Die Großtaten dieser ungemein produktiven Forschungsperiode zu referieren, über-
steigt unsere Kräfte und Kenntnisse.

Im Gegenzug zu den Jahrhunderten der Spekulation, die der
naturforschenden Medizin seit 1800 vorangegangen waren, huldigte man nun weithin einem gewissen Positivismus und Materialismus.
Man wollte sich nicht mehr in Flausen und Phantasmen verlieren:
Facta, non ficta! – war die Parole des Zeitalters. Und was man
begriff, sollte den Menschen wahrhaft zugutekommen; nebulose
Aussagen wurden perhorresziert. Auguste Comte hat die positivisti-
sche Gesinnung um 1820 exakt auf den Punkt gebracht, indem er
sagte: »Wissen, um vorauszusehen; voraussehen, um sich vorzuse-
hen!«

Man war fast allergisch gegen die Einmischung von Theologie
und Spiritualismus in die Belange der medizinischen Forschung.
Darum verfiel man in den Szientismus, d.h. in die Naturwissen-
schaftsideologie. Diese will nicht nur die naturwissenschaftlichen
Methoden auf die für sie geeigneten Forschungsmaterien anwenden,
sondern sozusagen »überall«. Alles soll durch die exakte Kausal-
analyse geklärt werden; und die Kräfte, die man erschließt, berech-
net und wirksam werden läßt, sollen allemal physikalische, chemische und durch Zahlen erfaßbare Quantitäten sein.

Sigmund Freud, der selbst noch in dieser szientistischen Tradition
heranwuchs und von ihr geprägt wurde, berichtet, daß sein verehr-
ter Lehrer Brücke an der Wiener Universität (Physiologie) in jungen
Jahren mit anderen Kapazitäten der Zukunft den Schwur getan
hatte, niemals andere Kräfte im Organismus anzuerkennen als die
physikalischen und chemischen; dieser Eid wurde eingehalten. Daraus läßt sich auch der vielzitierte Ausspruch von R. Virchow ableiten, der sagte, er habe tausend Leichen seziert, und in keiner Leiche
eine Seele gefunden. Das klingt naiv, hat aber seinen Sinn im Rahmen der damaligen Szientismus-Auseinandersetzung mit der theologischen und spiritualistischen Tradition.

Der Techniker-Arzt

Die naturwissenschaftliche Medizin, unter deren Herrschaft wir heute noch stehen, hat sich im allgemeinen sehr segensreich ausgewirkt. Niemand kann verkennen, was in den letzten zwei Jahrhunderten geleistet wurde. Wir haben dankbar zu sein für die Ergebnisse der exakten Forschung, die überall auf einem verläßlichen Fundament aufgebaut und vorangetrieben wurde. Was an Thesen und Techniken in die Welt gesetzt wurde, mußte sich stets durch Experiment, Erfahrung und theoretische Schlüssigkeit bewähren. Es entstand eine »sachliche Haltung«, die sich wohltuend gegen die Hochstapelei früherer Epochen abhebt. Man arbeitet nicht mehr als Arzt, um irgendeine »Scheintätigkeit« durchzuführen, die dem Patient imponiert; man will bei Krankheiten die Ursachen erkennen und sie realiter beheben. Was man sagt, muß verifizierbar oder falsifizierbar sein; und alles Handeln muß in Realitätserkenntnis gründen, damit es nicht Absurditäten und Unheil gebiert.

Zwei Arzttypen wurden in der Naturwissenschaftsperiode geschaffen: der Arzt als Forscher und der Arzt als Techniker. Manchmal gibt es eine Personalunion, aber oft handelt es sich um getrennte Typen. Beide ergänzen einander. Der eine forscht in der Stille des Laboratoriums, der andere wendet die gewonnenen Einsichten in der medizinischen Technik an. Den Patienten kommt dieses Zusammenspiel sehr zugute. Sie profitieren sowohl von der exakten Forschung als auch von der therapeutischen Technologie, die selbst in die bescheidenste Arztpraxis hinein ihre Wirksamkeit entfalten.

Man bedenke nebenbei, welcher »Maschinenpark« dem Techniker-Arzt von heute zur Verfügung steht! Derlei hätte sich ein Praktikus vor ca. 100 Jahren nicht einmal im Traume vorstellen können. Diagnostik und Therapie sind »technische Angelegenheiten« geworden. Die Gefahr hierbei ist, daß der Arztberuf zum Technizismus entartet. Der Patient ist nur noch behandelbares Objekt. Und da der technologische Aufwand hohe Geldinvestitionen erfordert, kann er auch zum ausbeutbaren Objekt werden. Je mehr ärztliche Verrichtungen, um so besser ist die ökonomische Bilanz am Jahresende.

Sigmund Freud hat um 1900 einen neuen Arzttypus in die Welt gesetzt: den psychologischen Arzt. Den gab es natürlich schon zu allen Zeiten; aber dann war er ein »Naturprodukt«, d. h. das Ergebnis spezifischer Lebensschicksale und besonderer »Begabungen«. Es ist ein Märchen, wenn man behauptet, daß der Hausarzt alten Stils immer schon »auch Psychologe« war. Freud erst gab ein wissenschaftliches Fundament, auf dem Psychologie im Arztberuf aufgebaut, gelehrt und gelernt werden konnte. Intuitive Genies sind selten, und man soll nicht meinen, daß sie in der Vergangenheit häufig waren.

Beim Studium der Neurosen und anderer Fehlleistungen des Menschenlebens entdeckte Freud eine Reihe von »Krankheitsursachen«, die der damaligen Medizin unbekannt waren. Er befaßte sich lange und geduldig mit seinen neurotischen Patienten und erforschte deren Biographie bis in die frühe Kindheit hinein. Zuerst nahm er psychische Traumen als Krankheitsätiologie an. Später stieß er auf Trieb- und Beziehungsschicksale im Infantilleben, die für ihn am Ursprung neurotischer, perverser und charakterpathologischer Entwicklungen standen. Freud hätte diese Zusammenhänge nie begriffen, wenn er nicht auch sich selbst zu seinem wesentlichen Patienten gemacht hätte. Er spiegelte und identifizierte sich mit seinen Patienten, und das war es wohl, was ihn unter anderem zu seinen revolutionären Erkenntnissen befähigte. Dazu kamen auch moralischer Mut und ein seltenes Maß von Vorurteilsfreiheit, was für einen Forscher im Bereich des »Menschlichen, Allzumenschlichen« wohl unentbehrlich ist.

Der psychologische Arzt und Psychotherapeut

Zum Glück war Freud selbst ein Meister in den naturwissenschaftlichen Forschungsweisen seiner Epoche; so fügte sich seine Psychoanalyse zunächst ganz gut in das Weltbild der damaligen Medizin ein. Sie wurde gleichwohl abgelehnt und verfemt; aber ihr Wahrheitsimpuls und ihre innere Geschlossenheit konnten nur schwer geleugnet werden. Ergänzt wurde der Freudsche Szientismus durch hermeneutische Denkmethoden, die in den Geistes- und Kulturwissenschaften heimisch waren. Als Theoretiker war Freud ein Naturforscher reinsten Wassers; als Praktiker war er ein Hermeneutiker, der in mühevollen biographischen und charakterologischen Untersuchungen das Bild der jeweiligen Patientenpersönlichkeit erarbeitete. Die Hermeneutik verwendet bei ihrem Vorgehen den sog. »Zirkel«; man kreist vom Detail zum Ganzen, vom Gegenwartsbefund zur Vergangenheit, von der Frühkindheit zum Erwachsenenstatus, vom Patienten zum Therapeuten und auch umgekehrt. Auf der Basis solcher Kreisbewegungen entsteht geisteswissenschaftliches Verstehen – so wird es auch in den Geistes- und Kulturwissenschaften seit langem geübt. Es war Freuds Größe, daß er einen kühnen Brückenschlag zwischen den zwei sehr verschiedenen Wissenschaftsbereichen vollzog. Aus den »zwei Kulturen«, die C. P. Snow 1959 so geistreich beschrieben hat, versuchte er, eine einzige und einheitliche Kultur und Wissenschaft zu machen. Das gelang ihm gewiß nur teilweise, aber es war ein heroischer Versuch. Daß der Psychoanalyse bestimmte Engen und Einseitigkeiten anhaften, ist ein Gemeinplatz, den man als bekannt voraussetzen darf. Daher sind ja auch ca. zwanzig bis dreißig rivalisierende Schulen entstanden, die miteinander wetteifern. Aber abgesehen von der Vielfalt der möglichen Perspektiven auf das Seelische und die Seelenpathologie, gibt es doch Gemeinsamkeiten aller »Tiefenpsychologien«, die wohl unverlierbar zum Erkenntnisschatz der Gegenwart gehören.

Der psychologische Arzt im Sinne Freuds (und seiner Schüler oder Widersacher) ist sich zutiefst bewußt, daß Störungen in der kindlichen und späteren Entwicklung sowie Fehler in der Erlebnisverarbeitung usw. zu den wichtigsten Krankheitsursachen gezählt werden müssen. Man wird nicht nur krank infolge von Infektionen, Abnützungsvorgängen im Organismus, materiellen Schädigungen von außen, sondern auch durch einen ungeordneten Seelen- oder Affekthaushalt, durch belastete menschliche Beziehungen, durch Angst und Aggression und durch schiefe Einstellungen zu sich selbst und den Mitmenschen. Ja, sogar falsche Ideen und Weltanschauungen sind krankheitsverursachend. Die Palette der Krankheitsätiologie ist durch die tiefenpsychologischen Schulen ausgeweitet worden.

Man hat es oft genug und richtig betont, daß durch die tiefenpsychologischen Behandlungsmethoden der Arzt zumindest teilweise auch zum Seelsorger wird. Dagegen ist hoffentlich nichts einzuwenden; das war schon lange vor der Psychoanalyse gelegentlich so. Der moderne Mensch wandert, wie von Gebsattel sagt, von der theologischen Betreuung zur Psychotherapie ab; er traut seinem Analytiker nicht selten mehr Menschen- und Weltkenntnis zu als seinem Pfarrer. Man kann diese Entwicklung (wenn man will) beklagen; aber aufzuhalten ist sie kaum.

Der »Seelenarzt« im Sinne der Psychoanalyse bedarf nicht nur naturwissenschaftlicher, sondern auch weitläufiger humanwissenschaftlicher Kenntnisse. Sehr bedeutende Pioniere der Tiefenpsychologie entstammten nichtmedizinischen Berufen; es waren darunter Pädagogen, Psychologen, Soziologen, Historiker, Philosophen, Literatur- und Kunstwissenschaftler usw. Daraus entstand die leidige Problematik, ob auch Nicht-Mediziner analytische Behandlungen durchführen dürften. Man sprach von der Laienanalyse, zu der Freud 1926 in einem großen Essay mit Entschiedenheit Stellung nahm. Er war dafür, auch dem geisteswissenschaftlichen Analytiker die Behandlungsbefugnis einzuräumen, sofern ein Arzt Kontrollfunktion übernimmt. Die Ärzteschaft hat sich sehr gegen diese Haltung des Gründers der Psychoanalyse gewehrt: wohl aus materiellen und auch aus »Standesgründen«. Aber es ist schon so, daß der heutige Arzt in psychologicis keinen Vorsprung gegenüber seinem Kollegen aus der Psychologie und den angrenzenden Wissenschaften besitzt. Daher werden in der Zukunft die Laienanalytiker (das Wort ist eigentlich diskriminierend) gewiß vermehrte Bedeutung erlangen.

Der psychosomatische Arzt und Psychotherapeut

Noch einen zweiten Arzttypus verdanken wir der Psychoanalyse: den psychosomatischen Arzt. Meines Erachtens wäre die großartige und umwälzende Entwicklung der Psychosomatik ohne psychoanalytische Vorläuferschaft nicht denkbar gewesen. Psychosomatik ist weithin die Applikation psychoanalytischen Denkens auf die funk-

tionellen und (im Sinne von Arthur Jores) auf die »menschlichen
Krankheiten«. Manche Impulse kamen auch aus der Medizin selbst;
aber die ersten bedeutenden Psychosomatiker waren alle Tiefenpsychologen: man denke etwa an Alfred Adler, Georg Groddeck, Wilhelm Reich, Franz Alexander, Felix Deutsch usw. Es war auch später so, daß die führenden Köpfe in der psychosomatischen Medizin
von der Tiefenpsychologie angeregt wurden und ihre Forschungen in
parallelen Bahnen vorantrieben; hier sei an Flanders Dunbar, Viktor
von Weizsäcker, Arthur Jores, Richard Siebeck und viele andere erinnert.

Der Arzt als Psychosomatiker geht davon aus, daß viele Krankheiten in Schicksalssackgassen entstehen. Das menschliche Dasein ist
gewissermaßen ein »Auftrag«; Menschsein heißt soziales und kultu-
relles Werden, d. i. Entwicklung der Persönlichkeit von der Geburt
bis zum Tode. Wo immer ein Mensch aus biographischen Gründen
oder aus lebensgeschichtlichen Überlastungen heraus entwicklungs-
mäßig versagt, tritt – so meint Jores – »menschliche Krankheit« auf.
Sogar Organkrankheiten mit bekannten Erregern kommen mitunter
erst dann zum Zug, wenn durch Entwicklungsstillstand und Resignation ein Terrain bereitet wird. Man wird krank, wenn man den
Sinn des Lebens – der Reifung, Wachstum und Kulturproduktivität
bedeutet – verfehlt.

Das sind Töne, die man in der traditionellen Medizin kaum je
gehört hat. Daher auch der Widerstand gegen die Psychosomatik,
der erst derzeit ins völlige Abseits gerät. Aber es gibt immer noch
wackere Vorkämpfer der »reinen Organmedizin«, die so rein nicht
ist, wie man behauptet. Der Arzt der Gegenwart muß zumindest in
großen Zügen psychosomatische Kenntnisse haben, da er sonst bei
vielleicht zwei Dritteln seiner Patienten das eigentliche Krankheit-
sproblem übersieht. Ich will damit nicht sagen, daß der praktische
Arzt auch psychologisch und psychosomatisch behandeln soll; das
wäre wohl zu viel verlangt. Aber er soll immerhin wissen und davon
überzeugt sein, daß Seelisches einer der wichtigsten Krankheitsaus-
löser und Krankheitschronifizierer ist. Ist ihm das bekannt, dann
wird er rechtzeitig die entsprechenden Patienten an den Psychotherapeuten überweisen, wodurch viel Leid, Geld und Mühe gespart
werden könnte.

Der Sozial- und Präventivmediziner

Unsere Aufzählung wäre sehr unvollständig, wenn in ihr die Sozial-
und Präventivmedizin fehlen würde. Auch das ist eine Errungen-
schaft des 20. Jahrhunderts. Krankheit hat auch soziale und kultu-
relle (zivilisatorische) Ursachen; daher müssen spezifische Forschungen in Gang gesetzt werden, und die Wege der Therapie dürfen am
Sozialen, Ökonomischen und Zivilisatorischen nicht weitab vor-
beiführen. Ebenso wichtig ist der Gedanke der Prävention und der
Prophylaxe. Wenn Erkrankungen vorhanden sind, dann ist deren
Bekämpfung aufwendig, kostspielig und mühsam; auch ist die Effizienz der Therapie von sehr vielen Faktoren abhängig. Könnte man
jedoch schon vorbeugend viele Leidenszustände und pathologische
Entwicklungen ausschalten, dann wäre unendlich viel gewonnen.
Daher sollten dem Arzt sozial- und präventiv-medizinische Überlegungen geläufig sein. Das bedeutet allerdings, daß er nebenbei (und
nicht nur nebenbei) zum Gesundheitserzieher seiner Patienten wird.
Das macht wohl jeder gute Arzt in Ansätzen; aber es sollte explizit
und vollumfänglich geschehen. Der Franzose Péguy hat gesagt, man
werde nicht krank durch diese oder jene Ursache, sondern durch das
Leben, das man führt (oder geführt hat). Wie wir wissen, leben die
Menschen sehr ungesund und unvernünftig. Bis sie zum Arzt kommen, haben sie bezüglich ihrer Gesundheit schlecht gewirtschaftet
und regelrecht gewütet. Dann soll die Medizin durch Drogen und
Medikamente wieder gutmachen, was durch Lebensführung und
Maßlosigkeit verdorben wurde. Das ist mitunter reinste Sisyphosar-
beit.

Der politische Arzt

Ein weiteres Feld ist die politische Medizin. Ob wir es wollen oder
nicht wollen: der Arzt kommt immer auch mit der Politik in
Berührung. Und damit ist nicht nur die Gesundheitspolitik gemeint,
sondern die Politik schlechthin. Sie wirkt ins Sprechzimmer des Arztes hinein, und oft genug bestimmt sie auch Not und Krisen im
Leben des Arztes. Man denke nur daran, wie stark und wie oft die

Politik unseres Jahrhunderts den Arztberuf korrumpiert und mißbraucht hat.

Im Nationalsozialismus etwa haben Ärzte eine »Medizin ohne Menschlichkeit« (Mitscherlich und Mielke) gewissenlos praktiziert. Euthanasieprogramme fanden ihre Helfer und Helfershelfer; unmenschliche Experimente wurden an Insassen der Konzentrationslager mit medizinischer Akribie durchgeführt.

Im Bolschewismus war es üblich, Dissidenten in die Psychiatrie abzuschieben, wo sie mit allerlei Medikamenten vollgepumpt wurden. Wer an die fragwürdige Obrigkeit nicht glaubt, muß ja – so die Ideologie – seelenkrank sein. Inzwischen sind bezüglich der verherrlichten Staats- und Parteiführung Erkenntnisse Allgemeingut geworden, die die Pathologie ganz eindeutig von den Dissidenten auf die Konformisten und die Herrschenden verlagern. Aber wie viele Ärzte ließen sich im Faschismus und im Bolschewismus »gleichschalten«! Manche wollten unpolitisch sein, aber die Tragik des Unpolitischen besteht oft darin, daß er zum Handlanger der Politiker wird.

Napoleon sagte in Gegenwart Goethes, der alte Schicksalsbegriff habe abgedankt; nun sei die Politik das Schicksal. Wir Zeitgenossen von Nationalsozialismus, Bolschewismus, Krieg und Umweltverwüstung müssen darin Napoleon durchaus Recht geben.

Hat denn der Arzt von heute genug getan, wenn er sachkundig und teilnehmend seine individuellen Patienten versorgt und betreut? Muß er sich nicht auch um die Politik kümmern, die die geheilten Patienten auf andere Weise krank macht und verdirbt? Von Rudolf Virchow stammt nicht nur der Ausspruch von den sezierten Leichen und den darin vermißten Seelen, sondern auch die schöne These, daß Medizin Politik im Kleinen, Politik aber Medizin im Großen sei. Das zu bestreiten, dürfte wohl sehr schwer fallen. Denn die gute Politik heilt oder schont die Gebrechen des sozialen, ökonomischen, nationalen und internationalen Lebens; die schlechte Politik aber ist Quacksalberei, die aus kleinen Übeln sehr große Übel werden läßt. Da die Menschen leichtgläubig sind, folgen sie im politischen Bereich sehr oft jedem Rattenfänger von Hameln, der sie mit verführerischen Schalmeien in den Abgrund führt. Nachher bauen sie mühsam das Zerstörte auf, bis wieder ein Rattenfänger seine verhängnisvolle Laufbahn und Tätigkeit in Gang setzt. Eine Psychiatrie und Psychoanalyse der Politik ist ein unentbehrliches Desiderat der Heilkunde.

Ich habe einen sehr kompetenten und erfahrenen Psychoanalytiker im vorgerückten Alter darüber seufzen gehört, daß man mit schier unendlichem Aufwand die Impotenz von Herrn Meier und die Frigidität von Frau Müller zu kurieren versucht; wenn das gelingt, dann übernimmt die Politik die »kurierten« Menschen und macht aus ihnen Fanatiker, Rassisten, mörderische Soldaten und fade Spießbürger, die aber auch jedem engstirnigen politischen Slogan erliegen. Lohnt sich dann der heilkundige Aufwand? Derselbe Analytiker sagte, daß man natürlich trotzdem dem leidenden Menschen Hilfe zuteilwerden lassen muß, wann immer er die benötigt und auch wünscht. Aber ohne politische Weltoffenheit wird der Arztberuf zu einer kleinkarierten Beschäftigung, deren Nützlichkeit nicht bestritten werden kann, aber deren Effizienz im Großen gesehen doch angezweifelt werden muß.

Der philosophische Arzt

Lernt der Arzt im Menschheitsmaßstab zu denken und zu urteilen, dann wird er möglicherweise sogar zum philosophischen Arzt. Das ist eine Variante unseres Berufes, die bisher nicht erwähnt wurde. Aber auch sie verdient höchste Beachtung.

Wer mit Leidenschaft und Vernunft den Arztberuf ausübt, wird unseres Erachtens fast andauernd auch mit philosophischen Problemen konfrontiert. Irgendwelche Fachwissenschaftler fragten einmal Martin Heidegger, wie sie zu ihrem Beruf auch die Philosophie hinzunehmen könnten. Der Philosoph warnte davor, sich in philosophische Spezialstudien zu vergraben; er sagte: »Wenn Sie in Ihrem Beruf bis zu den Grundfragen vorstoßen, dann sind Sie in der Philosophie!«

Grundfragen der Medizin finden wir im Alltag unserer Praxis und beim Studium unserer hochqualifizierten Fachliteratur. Was ist Krankheit? Was ist Gesundheit? Was ist Therapie? Was ist »die Seele«? Was ist »der Leib«? Wie hängen Leib und Seele in Gesund-

heit und Krankheit zusammen? Was ist ein Arzt? Was ist ein Patient?
Was ist der Mensch, um den doch auch alle diese Grundfragen kreisen? Ohne medizinische Anthropologie erlangt man schwerlich die
höheren Weihen der ärztlichen Kunst und Wissenschaft. Jeder
Schritt, den man in der medizinischen Praxis tut, rührt an philosophische Probleme: man muß sie nur sehen wollen!

Wir gingen davon aus, daß das »Arztsein heute« am besten verstanden wird, wenn man die möglichen Formen der ärztlichen Haltung und Tätigkeit Revue passieren läßt. Wir fanden hierbei folgende Aspekte des »ärztlichen Berufsbildes«:

1. Der naturwissenschaftliche Arzt und Forscher;
2. Der Techniker-Arzt;
3. Der psychologische Arzt oder Psychotherapeut;
4. Der psychosomatische Arzt und Psychotherapeut;
5. Der Sozial- und Präventivmediziner;
6. Der politische Arzt;
7. Der philosophische Arzt.

Wir geben gerne zu, daß die Liste auf den ersten Blick hin er-
drückend wirkt. Wie soll der vielgeplagte Mediziner alle diese
Aspekte und Applikationsmöglichkeiten seines Berufes erlernen und
etwa gar praktizieren? Das ist gewiß unmöglich. Um nur als Allgemeinpraktiker oder als Spezialist im jeweiligen Spezialfach
annähernd tüchtig zu sein, muß ein Arzt seine ganze Arbeitskraft
und seine Wißbegierde einsetzen. Will er mehr als das, dann entwickelt er sich eventuell zur »enzyklopädischen Unwissenheit« hin;
er weiß von allem etwas, aber nichts Genügendes. Davor soll natürlich gewarnt werden.

Wir werden auch in Zukunft in erster Linie gute Spezialisten
brauchen, die ihr Blickfeld verengen, um darin besser und deutlicher
sehen zu können. »Wer viel umarmt, umarmt schlecht«, sagen die
Franzosen. Niemand soll dazu gedrängt werden, mehr lernen zu
müssen, als seiner geistigen Fassungskraft und seiner Arbeitsfähigkeit entspricht.

Aber nichts steht dem im Wege, daß jeder Spezialist in einem Winkel seines Gemüts auch ein bißchen Generalist werden kann. Das ist
notwendig, weil das Spezialistentum erst durch den Blick aufs All-

gemeine seinen Sinn und Gehalt bekommt. Auf der Höhe der Heilkunde von heute stehen heißt: Ein bestimmtes Fach der Medizin
ergreifen, aber auch wissen, daß die Nachbargebiete wichtig und
enorm lehrreich sind. Der geistreiche Lichtenberg im 18. Jahrhundert beklagte, daß in seinem Hirn zu wenig »Binnenschiffahrt« statt-
finde; er hätte es gerne, wenn die einzelnen »Hirnprovinzen« mehr
Handel untereinander treiben würden! Wäre es nicht auch nützlich,
wenn die einzelnen Gebiete der Medizin – die alle wichtig sind –
über die jeweiligen Grenzen hinweg »handelseinig« würden! Die
Frage stellen, ist eigentlich schon eine Antwort.

Auch möchte man jedem Arzt ein wenig Interesse für Psychologie,
Psychosomatik und Philosophie wünschen. Das ist nicht nur im
Interesse der Patienten, sondern auch des Arztes selber. Denn bei diesen Disziplinen geht es um die innere und geistige Entwicklung des
Repräsentanten der Heilkunde selbst. Wie wir wissen, ist der Arztberuf schwer und mitunter sogar lebensgefährlich. Man stirbt in diesem Beruf früher als in manchen anderen Berufen; auch gibt es viele
psychosomatische Leiden, nervöse Zusammenbrüche, Sinnlosig-
keitsgefühle und »Katastrophenreaktionen«. Will der Arzt um die
eigene Hygiene besorgt sein, dann bedarf er gelegentlich einer Über-
prüfung seines psychischen Status und einer Infragestellung seiner
geistigen Position und Weltanschauung. Ähnlich wie der Psychoanalytiker seinen Beruf erst durch die Charakter- und Lehranalyse
erlernt, sollte auch der Arzt mitunter die eigene Persönlichkeit einer
Diagnostik und Revision unterziehen, damit er pathologische Ingre-
dienzen seiner Charakterstruktur erkennen und bearbeiten kann.

Ein nachdenklicher und kluger Arzt wird unserer Meinung nach
irgendwann auch Interesse für Philosophie entwickeln. Nach Sokrates und Kant ist das echte Philosophieren eine Bemühung, die ange-
schlagene und verdorbene Vernunft des Menschen zu reinigen und
zu kurieren. Wer wagt es zu behaupten, daß sein Vernunftorgan über
solche Klärungs- und Heilversuche erhaben sei? Philosophie, wie wir
sie hier ins Auge fassen, ist nicht intellektuelles Geplapper über
abgehobene Fragen, sondern Lebenskenntnis und Lebensweisheit,
Selbsterziehung und »Haltung der inneren Reife«. Wir meinen, daß
es die Krönung eines Arztlebens sein könnte, wenn dieses in seinen
Spätphasen in »Lebensphilosophie« einmündet. Ein solcher Arzt,

der auch cum grano salis Lebensphilosoph ist, wird seinen Patienten mehr geben können als der Praktikus, der mit seinen sieben kleinen Weisheiten schon die Weltweisheit zu besitzen meint.

Patient sein heute und morgen

Krankheit als Macht

Alfred Adler, der Begründer der Individualpsychologie, stellte bei Gelegenheit die scherzhafte Frage: »Wer ist am mächtigsten innerhalb der Familie?« Wenn die Befragten ratlos blieben, sagte Adler halb ernst und halb scherzhaft: »Das Baby. Wenn es hungert, füttert man es; ist ihm unbehaglich, dann ist man zärtlich zu ihm; ist ihm langweilig, dann sucht man es abzulenken und aufzuheitern. Könnte ein Baby sprechen, dann würde es im Sinne des bekannten Ausspruchs von Louis XIV. sagen: Die Familie – das bin ich (und meine Helfer)!«

In Abwandlung dieser These möchten wir fragen: »Wer ist der zweitmächtigste Mensch in der Familie?« Antwort: »Der Kranke«. Auch um ihn dreht sich – in zivilisierten Verhältnissen – mehr oder minder alles. Man nährt ihn, man lenkt ihn ab, man tröstet und pflegt ihn. Krankheit gibt mitunter eine gewisse Machtstellung, die in der Tiefenpsychologie als »sekundärer Krankheitsgewinn« beschrieben wird.

Adler ging bekanntlich unter anderem von Nietzsche aus, wodurch er ein feinsinniger Psychologe des menschlichen »Willens zur Macht« wurde. Er hat uns gelehrt, viele menschliche Beziehungen in Gesundheit und Krankheit auf ihren Machtaspekt hin abzufragen. Oberflächliche Betrachter haben deshalb die Adlersche Lehre als »Machtpsychologie« eingestuft und mitunter sogar abqualifiziert. Aber dem liegt ein Irrtum zugrunde. Für Adler ist – im Unterschied zu Nietzsche – die Machtgier nicht die Hauptmotivation in der Psyche. Sie schiebt sich allemal erst dann in den Vordergrund, wenn pathologische Zustände vorliegen.

Der grundlegende Motor des Seelenlebens ist nach Adler die Tendenz zur Selbstvervollkommnung im menschlichen Organismus. Auf psychischer und geistiger Ebene zeigt sich diese als Zuwendung zum Mitmenschen und zum Sozialen (Gemeinschaftsgefühl); aber auch in der Sinnsuche und Selbstverwirklichung. Insofern Krankheit häufig ein Scheitern der letztgenannten Bestrebungen beinhaltet, kann man sie machtpsychologisch untersuchen und einordnen.

Wer nicht mit der psychologischen und vor allem tiefenpsychologischen Denkweise vertraut ist, kann und darf an dieser Stelle einen mächtigen Widerstand verspüren. Fühlt er sich doch geradezu einem Paradox ausgeliefert: Da ist der kranke Mensch mit allen seinen Äußerungen der Not, des Schmerzes, der Angst, der Hilfsbedürftigkeit und des Leidens. Und da kommen die Tiefenpsychologen und sprechen von Machtverhalten, Krankheitsgewinnen und unbewußtem »Willen zum Kranksein«. Wem soll man da glauben – den Analytikern oder den Patienten? H. Schultz-Hencke hat darauf aufmerksam gemacht, daß derjenige, der Tiefenpsychologie studiert, die sogenannte »Psycho-Logik« erlernen muß. Das ist eine Abwandlung der Normallogik, und in ihr gelten andere Regeln und Gesetze als in den gewöhnlichen logischen Rezeptbüchern. Psychologisch ist es durchaus denkbar, daß ein Krankheitssymptom Lust und Herrschaft intendiert; daß Kranksein eine zwar schlechte, aber immerhin eine Problemlösung darstellt; und daß der Kranke durch seinen Status eine gewisse Ausnahmeposition einnimmt, die zu verlassen ihm mitunter recht schwer fallen kann.

Nun darf man allerdings nicht übersehen, daß diese Optik in der Neurosenpsychologie und Neurosentherapie entwickelt wurde; man konnte sie mit triftigen Erwägungen auch auf den Bereich der Psychosomatik übertragen. Aber gilt sie mutatis mutandis für alle Krankheiten und alle Arten von Patientsein? Darf man in der Ära der Tiefenpsychologie keinen Schnupfen mehr haben, ohne befragt zu werden, welchen Problemen in Liebe und Arbeit man damit ausweichen will? Darf man sich keine Lungenentzündung und keinen Beinbruch mehr holen, ohne in Verdacht zu geraten, ein Defätist und Dienstverweigerer an der großen »Lebensfront« zu sein? Mitunter wehrten sich die Patienten und Ärzte zu Recht dagegen, daß es nunmehr »Erkrankung als Schicksal« nicht mehr geben soll. Wäre dem so, dann würde jede Krankheit eine tiefenpsychologische Diagnostik und Therapie erfordern. Aber das ist vermutlich zu weit und zu hoch gegriffen.

Es gibt wohl sehr verschiedene Arten des Krankseins und damit auch verschiedene Formen des »Homo patiens«. Vielleicht hat sogar jeder Mensch von Fall zu Fall eine ganz individuelle Krankheit. Nur aus Gründen der Bequemlichkeit und der unscharfen Sehweise formulieren wir »Krankheitsbilder«, die grosso modo für alle Fälle gelten sollen. Das ist praktisch brauchbar und sicher zu rechtfertigen. Doch denkbar ist die strikte Überlegung, daß sich körperliche, seelische und geistige Faktoren beim Individuum in einmaliger und einzigartiger Weise ins Spiel setzen, um Erkrankung oder Gesundheit hervorzubringen. Daher auch die mitunter Arzt und Patient sehr überraschenden Krankheitsverläufe und das Unvorhersehbare, das der ärztlichen Kunst seit jeher anhaftet.

Eine Typologie ist darum von vornherein stets cum grano salis zu genießen. Sie ist unentbehrlich, aber sie soll niemals dogmatisiert werden. Wenn Goethe (1776) an seinen Predigerfreund Lavater in Zürich schrieb, daß das Individuum ineffabile sei (also unerschöpflich), dann bedeutet das nicht nur einen Tatbestand hinsichtlich von Produktivität sowie innerer und äußerer Entwicklung, sondern auch ein Faktum bezüglich Krankheit, Therapie und Genesung.

Das Arzt-Patient-Verhältnis

Will man die möglichen Erscheinungsweisen des Homo patiens vor den kritischen Blick bringen, dann soll man sich klar darüber sein, daß das Arzt-Patient-Verhältnis zwischen zwei Polen oszilliert: Auf der einen Seite steht eine mehr oder minder ausgeprägte Subjekt-Objekt-Beziehung, auf der anderen Seite eine »Zusammenarbeit« von Person zu Person. Auf dieser Skala gleitet die ärztliche Betreuung hin und her; man muß nicht denken, daß sie irgendwann eindeutig auf einem Skalenpunkt fixiert ist.

Der Arzt als Subjekt und der Patient als Objekt sind wohl am prägnantesten im chirurgischen Eingriff präsent. Nachdem die diagnostische Vortätigkeit abgeschlossen ist, und man sich für eine

Intervention entschlossen hat, wird der Chirurg den Patienten als Subjekt und Persönlichkeit »ausschalten«. Letzterer büßt in der Regel durch die Narkose sein Bewußtsein ein. Er liegt eingeschläfert auf dem Operationstisch, völlig und rückhaltlos der Kunst des Arztes anheimgegeben. Der Chirurg operiert eigentlich einen Organismus; es macht kaum einen Unterschied aus, ob die Operation an einem Menschen oder an einem Tier vorgenommen wird. Erst wenn der Patient aus der Narkose erwacht, hat man wieder mit seiner Personalität zu tun; man kann ihn mit seinem Eigennamen anreden und ihn fragen, wie er sich befindet. Aber auch dann noch unterliegt er sehr unpersönlichen Maßnahmen, bei denen nur gelegentlich und fakultativ »von Person zu Person« gesprochen wird. Der Patient soll stillhalten, die »Wundheilung besorgen« und nach Möglichkeit irgendwann als Gesunder das Spital verlassen.

Das ist einseitig gezeichnet, aber nicht unrealistisch. Was soll denn auch die Chirurgie mit dem »Innenleben« des Patienten anfangen? Dafür ist sie nicht zuständig. Sie hat schon genug getan, wenn sie fachmännisch operieren und in der Nachbetreuung Sorgfalt walten läßt.

Würde sie den Patienten für »mündiger« halten, dann könnte sie immerhin in einem Punkt ihr Vorgehen variieren. Ich schließe mich hier an Paul Lüth an, der in seinem Buch »Das Ende der Medizin? – Entdeckung der neuen Gesundheit« (Stuttgart 1986, S.337) die Meinung vertritt, daß zum Beispiel in der Bundesrepublik die »Objektrolle des Patienten« anläßlich von Operationen übertrieben akzentuiert wird. In diesem Zusammenhang erinnert dieser Autor daran, daß der amerikanische Präsident Reagan 1985 an einer Dickdarmgeschwulst operiert wurde; man entnahm dem Patienten 60 cm Dickdarm, die von Krebs befallen waren. Schon nach sieben Tagen verließ der Präsident das Krankenhaus, und nach drei weiteren Tagen gab er einen Staatsempfang für den chinesischen Präsidenten im Weißen Haus. Lüth fragt: »Wäre das in Deutschland auch so schnell gegangen?« Und er antwortet: »Mit absoluter Sicherheit – nein!« Hier hätte man wochenlang betreut, gekurt, rehabilitiert usw. Wer schon Patient ist, der muß es möglichst lange bleiben.

Stärker als in der Chirurgie tritt das Problem einer personalen Beziehung zwischen Arzt und Patient in allen Bereichen der Inneren

Medizin auf. Auch hier kann man den Patienten sozusagen »vete-
rinärmedizinisch« behandeln. Man stellt weitgehend oder ganz auf
die »objektivierbaren Befunde« ab, ohne genau hinzuhören, was der
Kranke über sich und seine Leiden zu sagen hat. Hat doch einmal
ein namhafter Kliniker gesagt, der Veterinärmediziner sei sichtlich
im Vorteil gegenüber dem Humanmediziner: Er werde nicht durch
die Aussagen seiner Patienten in die Irre geführt!

Der Arzt als Droge

Aber die Kranken wollen nicht nur Objekte einer Behandlung sein.
Michael Balint, der bedeutende Ferenczischüler, hat in seinem Buch
»Der Arzt, sein Patient und die Krankheit« schon in den Fünfziger-
jahren darauf insistiert, daß der Patient nicht nur um der Medikamente und physikalischer oder anderer Behandlungsmethoden willen zum Arzt kommt, sondern daß er der »Droge Arzt bedürftig sei«.
Er will einen Menschen vor sich haben, der ihn geduldig anhört, sich
seiner annimmmt und ihm Mut und Glauben an das Leben einflößt.
Manche Patienten chronifizieren nach Balint unbewußt ihr Kranksein, um die Beziehung zum Arzt nicht zu verlieren. Dieser repräsentiert in ihrem Inneren eine Helfer- und Heilerfigur, manchmal
sogar mit »Heilandsaspekten«. Vor allem Kranke mit kindlichen
Wesensanteilen (und wer hätte die nicht?) suchen väterliche und
mütterliche Ersatzfiguren in den Ärzten; als Patienten wollen sie
Kind sein und es bleiben. Es ist dann die Aufgabe des medizinischen
Therapeuten, neben der notwendigen internistischen Therapie auch
zur Reifung und Entwicklung der Patientenpersönlichkeit beizutragen. Das ist allerdings ohne tiefenpsychologische Kenntnisse und
psychotherapeutische Fähigkeiten bzw. Fertigkeiten kaum zu leisten.
    Viele praktische Ärzte absolvieren täglich »im Laufschritt« eine
hohe Patientenzahl, mit denen sie nur oberflächlich Kontakt aufnehmen können. Wünschbar wäre jedoch biographisches Denken
und Handeln. Der Arzt soll die Persönlichkeit des Kranken kennen
und beachten; neben der Routinetherapie muß er die »Person«, die
sich ihm anvertraut, zu fördern wissen.

Es ist vermutlich sehr selten, daß eine annähernd reziproke Beziehung in der Internmedizin zwischen Arzt und Patient zustandekommt; und nur eine solche könnte die »Mündigkeit des Patienten« begünstigen. Man glaube aber nicht, daß das nur eine Frage des Zeithabens und des Zeitmangels sei. Selbst wenn die Ärzte mehr Zeit für den einzelnen Patienten erübrigen könnten, wären sie kaum in der Lage, ihm »von Person zu Person« gegenüberzutreten. Das würde ein dialogisches Verhältnis bedeuten, wie es nur in Tiefenpsychologie und Psychosomatik gelernt und praktiziert wird.

Die übliche Ausbildung des »Somatikers« jedoch, wie sie früher und auch heute noch strukturiert war und ist, enthält wenig Ingredienzien eines menschlichen Verstehens und Beeinflussens für die Therapie. Freud war sogar der ketzerischen Ansicht, das medizinische Curriculum verderbe unter Umständen lebenslänglich für den Mediziner die Zugänge zum psychologischen Wissen und Behandeln. Wer in den prägsamen Zeiten seines Studiums und seiner Berufsanfänge durchaus auf »das Somatische« fixiert werde, könne nachher kaum noch auf das Psychische und Personale umsteigen. Man bleibt nicht selten starr und engstirnig in der Geistesverfassung stecken, die man im frühen geistigen Werdegang erworben hat. Der Arzt von heute hat noch den »Homme machine« des 18. Jahrhunderts, den Organismusbegriff des 19. Jahrhunderts und die Homunculus-Spekulationen des 20. Jahrhunderts vorschweben, wenn er seinem Patienten gegenübersitzt. Als er zu studieren begann, führte man ihn in Physik, Chemie, Botanik, Zoologie und in Sektionskurse ein. So schuf man sein »Menschenbild«, und dieses wird nicht ausgelöscht, auch wenn die Erfahrung in der Praxis oder am Krankenbett es zu sprengen droht. Nun wird aber der »behandelte Mensch« häufig genug zu dem, was man in ihm sieht. Unsere Patienten, die schon in Ansätzen »Person« sind oder es werden wollen, sehen sich beim Behandler als »defekte Maschinen«, schlecht funktionierender Organismus oder als »Computer mit Abstürzen oder Viren« genommen. Man bleibt ihnen den menschlichen Kontakt und die gegenseitige Hilfe beim Werden der Persönlichkeit teilweise schuldig.

Der Psychotherapeut

Eine dritte Form des Patientseins bzw. des Arzt-Patient-Verhältnisses
zeigt sich in der Psychotherapie. Als Freud um 1900 die Psychoanalyse schuf, wollte er die neuartige Behandlungsmethode möglichst
weitgehend der üblichen medizinischen Therapie angleichen. Daher
strebte er auch als Psychotherapeut ein radikal objektivistisches Verhalten an. Der Patient wurde auf die analytische Couch plaziert;
dort sollte er seine freien Gedankenassoziationen produzieren, vom
Arzt beobachtet, den er selbst nicht sehen konnte. Nach Freuds
erster Theorie entstanden die Neurosen aus massiven Erinnerungs-
lücken, denen Verdrängungen zugrundelagen. Breite Stücke der Biographie galten als verdrängt, weshalb sie Krankheitssymptome her-
vorriefen. Der Analytiker sollte das vergessene biographische Mate-
rial erraten. Konnte er u. a. die wichtige Kindheitsamnesie, bei der es
sich um Triebschicksale handelte, beheben, dann stand einer psychologischen Heilung nichts im Wege.

Freud empfahl dem Behandler eine kühle, rationale und sachliche
Einstellung gegenüber dem Behandelten. Ersterer solle saubere
Arbeit leisten wie ein Chirurg, der einen Eiterherd ausräumt. Man
müsse den psychischen Zustand des Analysanden reflektieren wie
ein Spiegel; allzuviel emotionale Beteiligung störe den Erkenntnis-
und Therapieprozeß.

Aber sehr bald begriff Freud, daß er mit diesem Objektivismus das
Wesentliche nicht traf. Zwischen Analytiker und Analysand entstand
immer eine emotionale Beziehung, deren Intensität oft erstaunlich
war. Der Patient pflegt, je nach Behandlungsverlauf, den Therapeuten zu lieben oder zu hassen, zu bewundern oder zu unterschätzen.
Auch der Analytiker ist affektiv in die Therapie involviert, und er hat
Mühe, mit ruhigem Gleichmut sich auf seinen Schützling zu beziehen.

Dieses Faktum wurde durch die Lehre von der Übertragung und
Gegenübertragung theoretisch fixiert. Die Psychoanalytiker wurden
sich klar darüber, daß das eigentliche heilende Moment in der Psychotherapie nicht die Aufhebung von Verdrängungen ist, sondern
ganz schlicht die gute und tragende Beziehung zwischen den beiden
Protagonisten des Therapieprozesses. Nicht die Erinnerungsarbeit
allein macht gesund, sondern der Aufbau eines auf Wahrhaftigkeit

und Realitätssinn gründenden menschlichen Kontaktes. Das beste
Medikament, das der Analytiker seinem Analysanden geben kann,
ist er selbst, d.h. seine Persönlichkeit. Darum muß der Klärung seines Charakters besondere Aufmerksamkeit gewidmet werden.
Durch Charakter- und Lehranalyse des Therapeuten soll sein
menschliches und moralisches Potential merklich angehoben werden. Nach Freud können nur annähernd vorbildliche Persönlichkeiten den Psychotherapieberuf ausüben. Nur wenn sie durch ihre Vor-
bildwirkung den Lebensmut und das ethische Niveau des Patienten
anheben, geben sie Impulse zur inneren und äußeren Wandlung, die
den Kern des Therapiegeschehens ausmacht.

Bei solchen Ideen konnte von »Objektivismus« kaum mehr die
Rede sein. Psychotherapie ist eine dialogische Beziehung von Person
zu Person; ihr Lebenselement ist die »Zwiesprache«, von der Martin
Buber meint, daß sie für das Leben der Persönlichkeit ebenso unentbehrlich ist wie der Sauerstoff für die luftatmenden Lebewesen.

Theorie und Praxis

Vieles an der Psychoanalyse ist heute noch umstritten, wozu vermutlich auch ihre Aufspaltung in zahlreiche verschiedene Lehrmei-
nungen und Behandlungstechniken einiges beiträgt. Aber unbestreit-
bar ist die Tatsache, daß sie ein neuartiges Paradigma geschaffen hat,
welches dazu berufen scheint, Theorie und Praxis der Medizin tief-
greifend zu verändern. Dabei werden etwa folgende Gesichtspunkte
zum Tragen kommen:

1. Krankheit ist kaum je ein isoliertes und isolierbares Geschehen am
   einzelnen Organ. Wenn der Mensch krank wird, dann sind allemal Leib, Seele und Geist daran beteiligt.
2. Krankheit ist eine Leistung der unbewußten Psyche. Sie stellt eine
   primitive Form von Problemlösung dar. Das Unbewußte greift
   gewissermaßen zur Erkrankung, um sich aus allzu schwierigen
   Lebensverhältnissen zurückziehen zu können.
3. Krankwerden muß im Kontext der lebenslänglichen Aufgabe des
   Selbstwerdens und der Selbstverwirklichung gesehen werden, die

immer im Rahmen sozial-kultureller Aufgaben und zwi-
schenmenschlicher Beziehungen geschehen. Fühlt sich das Individuum in seinem Selbstwertstreben und seinen emotionalen Kon-
taktbereichen überfordert, dann regrediert es gleichsam ins
Kranksein.

4. Gesundwerden kann durch chirurgische Eingriffe, durch Medikation und durch vielfältige materiell faßbare Maßnahmen eingeleitet werden. Konsolidiert wird es jedoch oft durch psychische
Wandlungen und Umstellungen, die möglicherweise eine spezifische psychologische Intervention benötigen.

5. Sofern der Psychotherapeut bei psychischen, psychosomatischen
und somatischen Leiden eingreift, wirkt er durch die Vermittlung
von Selbsterkenntnis, Lebensmut und einer neuen Haltung
gegenüber den Lebensaufgaben, die verborgene Kraftquellen im
Patienten mobilisiert. Das kann sich aber nur ereignen, wenn Analytiker und Analysand weitläufige Verständigungsarbeit leisten,
aus der eine Metanoia, d.h. geistige Wandlung erwachsen kann.

6. Derlei ist nicht nur ein Geschehen auf der Bewußtseinsebene.
Beide Protagonisten des Therapieprozesses werden in der Sphäre
ihres Unbewußten angesprochen und aktiviert. Die dabei eintre-
tende Wirkung von Person zu Person kann rational allein nicht
beschrieben werden. C. G. Jung sprach in diesem Zusammenhang
sogar vom Mysterium coniunctionis, einem Zusammenklingen
zweier Seelen, wie es etwa auch in einer guten Mutter-Kind-Bezie-
hung gegeben ist. Tatsächlich knüpft der Psychotherapeut an verschüttete emotionale Bedürfnisse im Patienten an, die irgendwann
in der Frühkindheit frustriert wurden. Gelingt ihm das, dann erst
setzt er den Heilungswillen und die Genesungszuversicht im Analysanden in Gang.

Darüber ließe sich noch mehr sagen, aber das würde den hier
gegebenen Rahmen sprengen. Zusammenfassend sei nur betont, daß
die Tiefenpsychologen, Psychotherapeuten und Psychosomatiker in
der Hoffnung leben, die von ihnen anvisierte Einstellung zu Krankheit und Gesundheit werde mehr und mehr in die medizinische Praxis eindringen. Das wird allerdings noch sehr viel Arbeit erfordern.
Geben doch Psychoanalytiker selbst zu, daß sie von dem oben for-
mulierten Ideal heute noch weit entfernt sind. Wie leicht entartet

eine Psychoanalyse in »Seelentechnologie«, deren Resultate nicht überzeugend sind! Und wie mancher Psychotherapeut ist eingeengt in die Dogmen seiner jeweiligen Schule, die gewiß nicht der Weisheit letzter Schluß ist. Soll es in der Zukunft zu einer Synthese von Tiefenpsychologie, Psychosomatik und Medizin kommen, dann müssen alle beteiligten Disziplinen fundamentale Forschungs- und Entwicklungsleistungen vollbringen, damit man über Engen und Einseitigkeiten der Gegenwart hinauswachsen kann.

Hervorgehoben zu werden verdient, daß in Psychoanalyse und Psychotherapie der aktiven Mitarbeit des Patienten ein viel höherer Stellenwert zukommt als in Chirurgie und Internmedizin. Das begreifen die Patienten nicht leicht. Sie wollen eine analytische Behandlung über sich ergehen lassen, wobei sie von den Deutungen und Interventionen des Analytikers irgendwelche Wunderwirkungen erwarten. Derlei ist aber ganz unmöglich; nur wenn der Patient seine Heilung und Weiterentwicklung als seine urpersönliche Aufgabe erkennt, kann ihm der Therapeut als »Katalysator« hilfreich und nützlich sein.

Ich könnte es nun bei diesen drei Modalitäten des Arzt-Patienten-Verhältnisses bewenden lassen, und nur noch erwähnen, daß in der Praxis nicht der reine Typus, sondern stets Mischformen vorkommen. Typologien sind ja immer nur Notbehelfe für die Erkenntnis und Praxis. Die Realität tut uns nicht den Gefallen, sich in die Schubkästen einzuordnen, deren sich unser Verstand so gerne bedient.

Aber da mein Thema das Patientsein »heute und morgen« betrifft, will ich doch noch einen Patiententypus schildern, den es in grauer Vorzeit gab und der heute leider extrem selten angetroffen wird. Es wäre großartig, wenn es in Zukunft sehr viele solcher Patienten gäbe.

Der Vernunftspatient

Vor 2500 Jahren gab es in Griechenland junge und ältere Leute, denen physisch und psychisch »nichts fehlte«. Man konnte sie als annähernd gesund bezeichnen. Aber diese Pseudopatienten fühlten doch einen merklichen Mangel: Sie meinten, daß ihre Vernunft

unterentwickelt, unreif und förderungsbedürftig sei. Also suchten sie
»Ärzte der Vernunft«, d. h. Philosophen. Die Lehrer der Philosophie
verstanden sich damals durchaus als solche Entwicklungshelfer. Sie
wollten ihren Schülern nicht nur hochgelehrtes Wissen beibringen,
sondern auch die »Lebenskunst«. Ein Teil dieser schönen Kunst
bestand darin, die Lebensführung der Vernunft zu unterstellen. Man
war der Meinung, daß auch ein biologisch und psychisch unauffäl-
liger Mensch als »krank« bezeichnet werden müßte, wenn sein Denken von Vorurteil, Dummheit und konventionellen Irrlehren befallen ist. Die berühmten Sophisten (die besser waren als ihr Ruf) wan-
derten von Stadt zu Stadt und boten Belehrung, Vorurteilskritik und
Denkschulung gegen Bezahlung an, wobei die Elite der griechischen
Jugend gerne zu ihren Füßen saß, um von ihnen geistige Gesundheit
zu erlernen.

Auch Sokrates war in hohem Maße ein derartiger Arzt der Vernunft. Die von ihm entwickelte Mäeutik oder Hebammenkunst sollte zur Geburt der geistigen Persönlichkeit führen. Der Schüler
erkannte bei der ironischen Befragung durch den Meister seine
Unwissenheit, die durch banale Alltagsmeinungen überdeckt war.
Dann erst fing er an, selbständig über sich und sein Leben nachzu-
denken. Sokrates vertrat die These, daß Selbsterkenntnis Kern und
Inhalt jeglichen Philosophierens sein müsse. Ein unüberprüftes
Leben sei nicht lebenswert. Wer dumpf und unbewußt dahinlebe, sei
eigentlich nur ein halber Mensch. Philosophie, richtig verstanden,
diene daher der Menschwerdung des Menschen. Sie sei kein Spezialfach für die Gelehrten allein, sondern ein Anliegen für alle denk-
fähigen Menschen. Es sei blamabel, Denkfähigkeit zu besitzen und
sie nicht zu gebrauchen. Das käme gewissermaßen einer selbstverschuldeten Invalidität gleich.

Wer sich also im Athen der Antike einer der bedeutenden Philosophenschulen anschloß, hatte die Möglichkeit und Chance,
Unzulänglichkeiten seiner Vernunft zu glätten und Prophylaxe der
Vernunftkrankheiten zu betreiben. Das gilt nicht nur für die Plato-
niker und Aristoteliker, sondern auch für die Epikureer, die Stoiker,
die Skeptiker und sogar für die Zyniker. In allen diesen Schulge-
meinschaften pflegte man die Lebenskunstlehre, und man war sich
wohl bewußt, damit ein der Medizin verwandtes »Geschäft« zu voll-

ziehen. Die Philosophen jenes Jahrhunderts hatten sehr viel Achtung für Hippokrates und seine Nachfolger. Von den Altphilologen wird behauptet, daß bis in die platonische und aristotelische Ethik hinein die hippokratische Theorie des Maßhaltens Vorbildhaftigkeit besitzt. Andererseits wußten sich auch die Hippokratiker als »Arzt-Philosophen«. In ihrem Schrifttum finden wir z.B. unter dem Titel »Von der Ehrbarkeit« folgende Worte:

Wenn man alles Vorangegangene zusammenfaßt, so ergibt sich, daß man die Philosophie in die Heilkunde und die Heilkunde in die Philosophie überführen muß. Der Arzt ist ein gottgleicher Philosoph; nicht groß ist der Unterschied zwischen Philosophie und Heilkunde. Was sich in der Lehre der Weisheit befindet, ist auch in der Heilkunde enthalten: Verachtung des Mammon, Rücksichtnahme, Feinfühligkeit, Bescheidenheit, Glauben, Urteilsfähigkeit, Ruhe, Sicherheit des Auftretens bei der Begegnung, Reinheit, bedachte Ausdrucksweise, Kenntnis des Lebenswichtigen und Notwendigen, Verwerfung des Unreinen, Unbestechlichkeit, Haß des Aberglaubens, göttliche Würde. Der Arzt kämpft gegen Zuchtlosigkeit, Niedrigkeit, Begehrlichkeit, Sinnlichkeit, raubartige Bereicherung, Schamlosigkeit ... Aller solcher Haltung eignet eine gewisse Philosophie und gerade der Arzt hat an all dem den größten Anteil.

Diese Kooperation von Medizin und Philosophie ist leider beim Zusammenbruch der antiken Kultur untergegangen. Man hat in späteren Epochen eine Renaissance dieser synthetischen Haltung versucht; aber die Erfolge waren zweifelhaft. Erst in unserem Jahrhundert scheint sich da eine positive Wendung wieder anzubahnen.

Ich stelle mir nun vor, daß heutzutage ein »Patient« auf den Spuren der altgriechischen Weisheitsschüler einherwandeln will. Er fragt bei Ärzten an, ob man für die Ausbildung und Kultivierung seiner Vernunft Hilfe weiß. Man empfiehlt ihn weiter an die Psychiater und die Psychoanalytiker, die aber ehrlicherweise zugeben müssen, daß sie für ein solches Anliegen nicht so recht zuständig seien. Der Adept möge sich doch an die philosophische Fakultät wenden; die Philosophen hätten Vorlesungen und Seminare etwa über Ethik, worin gewiß auch die Vernunfttherapie und die Lehre vom »richtigen Leben« abgehandelt würden.

Aber die Odyssee unseres »Vernunftpatienten« endet nicht, wenn er im philosophischen Fachbereich angelangt ist. Dort wird man ihn verwundert ansehen und ihm erklären, daß es Philosophenschulen im Geist der Antike heute nicht gibt. Angeboten werden Vorlesungen und Seminare über Metaphysik, Erkenntnistheorie, Naturphilosophie, Ethik, philosophische Anthropologie, Sprachphilosophie usw. Man führe ein in die 30 bis 50 Hauptströmungen des Philosophierens. Wer seine Kurse erfolgreich absolviert, kann im Laufe von fünf bis zehn Jahren den Magister oder Doktor der Philosophie erwerben. Ärzte-Philosophen oder philosophische Ärzte gebe es an der Fakultät nicht. Der letzte Denker dieser Art, der Weltruhm genossen habe, sei Karl Jaspers gewesen; der sei allerdings vor ca. 20 Jahren schon gestorben. Desweiteren habe man Freud, Adler und Jung gelegentlich den Titel von Arzt-Philosophen zuerkannt; aber die Fachphilosophie habe sich von dieser Anerkennung distanziert. Bei den Fortsetzern der Gründerväter der Tiefenpsychologie allerdings habe derartiges kaum zur Diskussion gestanden.

Unser Adept wird resigniert abwinken. Er will sich keinen Titel holen, sondern nur lebendige Vernunft und Lebensweisheit aneignen. Man wird ihm erwidern, daß dies sehr selten das Resultat eines Philosophiestudiums sei. Wer derlei anstrebe, sei auf sich selbst angewiesen.

Was nun weiter aus unserem vernunfthungrigen und weisheitssüchtigen »Patienten« wird, ist mir selbst fraglich. Ich will hoffen, daß er weitere Lernbegierige findet und sich mit ihnen zusammentut. Vielleicht entdeckt er auch Sponsoren, die einen akademischen Hain, eine bunte Säulenhalle, ein Lyzeum usw. zur Verfügung stellen (wie in Athen). Möglicherweise sind auch charismatische Persönlichkeiten vorhanden, die solchen Vernunfts- und Weisheitsschulen vorstehen können. So könnte an eine große Tradition der Antike angeknüpft werden; und nach Goethe können wir selbst nur dann Größe erreichen, wenn wir genau das tun.

Sofern man mir nun entgegenhält, daß ich am Ende meiner Ausführungen ins Utopische ausweiche, kann ich dem kaum widersprechen. Aber im Zuge der Selbstverteidigung möchte ich an den schönen Ausspruch von Oscar Wilde erinnern, welcher besagt: »Eine

Landkarte, auf der das Land Utopia nicht verzeichnet ist, ist das
Papier nicht wert, auf dem sie gedruckt wurde.«

Glossar

Im folgenden werden häufig verwendete Fachbegriffe der Psychosomatik, die in diesem Buch vorkommen, erklärt und übersetzt.

Adipositas: Dickleibigkeit, Fettsucht; von manchen auch als Obesitas bezeichnet.

Akne: Sammelbezeichnung für Erkrankungen der Talgdrüsen der Haut; Entzündung der durch »Mitesser« verstopften Haarbälge.

Allergie: Überempfindliche Reaktion des körpereigenen Abwehr- oder Immunsystems; oftmals verknüpft mit Rötung und Juckreiz, Quaddelbildung, selten auch mit Luftnot und Schocksymptomen.

Amenorrhoe: Nichteintreten (primäre A.) oder Ausbleiben (sekundäre A.) der Regelblutung bei der geschlechtsreifen Frau.

Anamnese: subjektiv erinnerliche frühere und aktuelle Krankheitsgeschichte. In der Psychosomatik zur biographischen Anamnese – und damit auf die ganze Lebensgeschichte bezogen – erweitert.

Angina pectoris: Engegefühl der Brust, oft verbunden mit Schmerzen hinter dem Brustbein, die in die linke Schulter und den linken Arm ausstrahlen können. Symptom bei Verengung der Herzkranzgefäße oder bei Herzinfarkt.

Angina tonsillaris: Enge des Rachens, hervorgerufen durch Halsentzündung und Anschwellen der Rachen- und Halsmandeln.

Anorexia nervosa: Appetitlosigkeit, Magersucht; früher auch als Pubertätsmagersucht bezeichnet.

Anthropologie: Wissenschaft vom Menschen, die sich mit der Frage »Was ist der Mensch?« unter Berücksichtigung medizinischer, biologischer, philosophischer, psychologischer, soziologischer u.a. Erkenntnisse beschäftigt.

Asthma bronchiale: erschwertes (Aus-)Atmen infolge einer Verengung der kleinen Bronchien in der Lunge. Man kennt A.b. als allergische Reaktion, als Reaktion auf Infekte oder chemische Substanzen; bei vielen dieser Reaktionen sind emotionale Faktoren mitbeteiligt.

Ätiologie: Lehre von den Ursachen der Krankheiten.

Autoimmunerkrankung: Erkrankung, bei der sich das Abwehrsystem (Immunsystem) gegen körpereigene Zellen richtet und diese bekämpft, als wären sie fremd.

Bulimie: krankhaft gesteigertes Hungergefühl, das zu Eß- und Brechattacken führt.

Colitis mucosa: Dickdarmentzündung mit starker Schleimproduktion.

Colitis ulcerosa: Dickdarmentzündung mit häufigen Durchfällen, Schleim-, Eiter- und Blutbeimengungen, Fieber und starken Schmerzen.

Colon: Dickdarm

Dermatitis: Hautentzündung, verknüpft mit Rötung, Schwellung, Juckreiz und/oder Schmerzen.

Diabetes mellitus: Zuckerkrankheit, hervorgerufen durch relativen oder absoluten Insulinmangel.

Diarrhoe: Durchfall, Absetzen von ungeformten, meist auch vermehrten Stühlen.

Dysmenorrhoe: schmerzhafte und unregelmäßige Regelblutung.

Ejaculatio praecox: vorzeitig, d. h. vor oder bei Beginn des Geschlechtsverkehrs erfolgender Samenerguß.

Erektionsstörung: gestörte Aufrichtung des männlichen Gliedes; eine Form der *Impotentia coendi.*

Essentiell: wesentlich, selbständig, ohne bekannte Ursache.

Exanthem: Hautausschlag

Frigidität: sexuelle Empfindungsunfähigkeit und »Kälte« nicht nur der Frau.

Gastritis: Entzündung der Magenschleimhaut, oft mit Übelkeit, Appetitlosigkeit und Schmerzen verbunden.

Gastrointestinaltrakt: der gesamte Magen und Dünndarm.

Herpes: mit Bläschenbildung, oft auch mit Schmerzen einhergehender Hautausschlag, durch Viren verursacht.

Herzinfarkt: Verschluß einer Herzkranzarterie, der zu Untergang von Herzmuskelgewebe, zu Herzrhythmusstörung, zu Herzpumpschwäche (Herzinsuffizienz), eventuell sogar zum Tode führen kann. Meist verknüpft mit Todesangst, heftigen Schmerzen, Übelkeit, Vernichtungsgefühl.

Herzrhythmusstörungen: Störung der rhythmischen Aufeinanderfolge der Herzaktionen, bisweilen subjektiv als »Herzstolpern« oder »Aussetzer« wahrzunehmen.

Hormone: in Drüsen gebildete Signal- und Botenstoffe, die den Körper oder einzelne Organe zu bestimmten Leistungen oder Veränderungen bewegen.

Hyperthyreose: Überfunktion der Schilddrüse, die sich als schneller Herzschlag, Haarausfall, innere Unruhe, Gewichtsverlust, Durchfallneigung, Hitzegefühl, Zittern u. ä. bemerkbar machen kann.

Hypertonie: Steigerung des arteriellen Blutdrucks.

Hyperventilation: übermäßige Steigerung der Atemfrequenz, eventuell mit Kribbelempfindungen um den Mund und an den Händen sowie mit Schwindel und Angst vergesellschaftet.

Hypotonie: Erniedrigung des arteriellen Blutdrucks.

Impotenz: Unvermögen, Unfähigkeit; *Impotentia coendi:* Unvermögen des Mannes, den Geschlechtsverkehr befriedigend zu vollziehen; *Impotentia generandi:* Zeugungsunfähigkeit; *Impotentia satisfactionis:* Genußunfähigkeit.

Infektion: Ansteckung, ausgelöst durch Bakterien, Viren, Pilze oder Parasiten. Eventuell mit Beschwerden verbunden (= Infektionskrankheit).

Karzinom: bösartige Geschwulst, Krebs; d. h. ein Tumor, der über (Organ-) Grenzen hinaus wächst und Metastasen (Tochtergeschwülste) hervorruft.

Konversion: Umkehrung; von Sigmund Freud 1895 formuliertes psychosomatisches Modell, nach dem seelische (Trieb-)Energie sich in körperliche Symptome (Konversionssymptome) umwandeln kann.

Neurodermitis: Juckflechte; betroffen sind vor allem Ellenbeugen, Kniekehlen, Hals, Nacken, Hände, Umgebung des Mundes.

Obstipation: Stuhlverstopfung; seltene, verminderte, oftmals schwierige und schmerzhafte Entleerung eines verhärteten Stuhles.

Organ: eine aus verschiedenen Zellen und Geweben zusammengesetzte funktionelle Einheit (Leber, Herz u. a.)

Organismus: Gesamtheit der miteinander kommunizierenden und aufeinander bezogenen Organe.

Placebo: wirkstoffreies Leer- oder Scheinmedikament.

Pruritus: Juckreiz

Psoriasis: Schuppenflechte: bevorzugter Befall: Knie, Ellenbogen, behaarter Kopf, Handteller, Fußsohlen.

Rectum: Mast- oder Enddarm

Rheumatismus: Gruppenbegriff für sehr verschiedene Erkrankungen, die mit Schmerzen und Funktionsstörungen des Muskel- und Skelettsystems einhergehen.

Streß: Anstrengung, Druck; ruft im Organismus diffuse Erregungs- und Umstellungsreaktionen hervor (Blutdruck, Herzfrequenz, Hormonausschüttung), um den (seelischen, biologischen o. ä.) Druck oder die Anstrengung adäquat beantworten zu können.

Systole: Zusammenziehung des Herzmuskels, wechselt sich dauernd mit der *Diastole* (Erschlaffung des Herzmuskels) ab; von Goethe als genereller Grundrhythmus unseres Lebens bezeichnet.

Ulcus ventriculi/duodeni: Geschwür des Magens oder des Zwölffingerdarms; oft mit Schmerzen, Appetitlosigkeit, Übelkeit und Erbrechen verbunden.

Urtikaria: Nesselsucht; plötzlich und in großer Zahl auftretende, juckende, nach kurzer Zeit meist wieder spurlos verschwindende Quaddeln.

Vegetatives Nervensystem: Teil des Nervensystems, der für die Regelung der unbewußten und vom Willen weitgehend unabhängigen inneren Lebensvorgänge (wie Verdauung, Herz/Kreislaufreaktionen u. ä.) zuständig ist.

Zoster: Gürtelrose: akute Hautkrankheit mit Schmerzen und bläschenförmigem Ausschlag, hervorgerufen durch Viren.

Literatur

Adler, A.: Über die Minderwertigkeit von Organen (1907), Frankfurt/M. 1986
Adler, A.: Über den nervösen Charakter (1912), Frankfurt/M. 1995
Adler, A.: Heilen und Bilden (1914), Frankfurt/M. 1973
Adler, A.: Das Problem der Homosexualität und sexueller Perversionen (1930), Frankfurt/M. 1988
Adler, A.: Wozu leben wir? (1931), Frankfurt/M. 1979
Adler, A.: Psychotherapie und Erziehung, Band 2 (1930-1932), Frankfurt/M. 1982
Alexander , F.: Psychosomatische Medizin (1950), Berlin, New York 1977
Balint, M.: Der Arzt, sein Patient und die Krankheit, Stuttgart 1985
Bergmann, G. v.: Funktionelle Pathologie, Berlin 1932
Bleuler, M.: Lehrbuch der Psychiatrie, Stuttgart 1954
Boss, M.: Grundriss der Medizin und der Psychologie. Ansätze zu einer phänomenologischen Physiologie, Pathologie, Therapie und zu einer daseinsgemäßen Präventiv-Medizin in der modernen Industrie-Gesellschaft, Bern 1975
Bräutigam, W., Christian, P., Rad, M. v.: Psychosomatische Medizin, Stutgart 1992
Brede, K. (Hrsg.): Einführung in die psychosomatische Medizin, Frankfurt/M. 1993
Bruch, H.: Der goldene Käfig, Frankfurt/M. 1982
Bruch, H.: Eßstörungen, Frankfurt/M. 1992
Cermak, I.: Ich klage nicht. Begegnungen mit der Krankheit in Selbstzeugnissen schöpferischer Menschen (1972), Wien 1983
Christian, P.: Das Personverständnis im modernen medizinischen Denken, Tübingen 1952
Condrau, G. und *Gassmann, M.*: Das verletzte Herz, Zürich 1989
Dunbar, F.: Deine Seele – dein Körper, Psychosomatische Medizin, Berlin 1955
Freud, S.: Gesammelte Werke (Imago), Frankfurt/M. o.J.
Friedman, M. und *Rosenman, R. H.*: Der A-Typ und der B-Typ, Reinbek bei Hamburg 1975
Goldstein, K.: Der Aufbau des Organismus, Den Haag 1934
Groddeck, G.: Das Buch vom Es (1923), Frankfurt/M. 1986
Groddeck, G.: Krankheit als Symbol. Schriften zur Psychosomatik, Frankfurt/M. 1983
Hegglin, R.: Diagnostik innerer Krankheiten, Stuttgart 1956
Jores, A. und *Kerekfarto, M.*: Der Asthmatiker, Bern 1967
Jores, A.: Der Kranke mit psychovegetativen Störungen, Göttingen 1973
Jores, A. (Hrsg.): Praktische Psychosomatik, Bern 1976
Jung, C. G.: Gesammelte Werke Band 1-19, Olten 1976
McLeod, Sh.: Hungern, meine einzige Waffe, München 1983
Meermann, R. (Hrsg.): Anorexia nervosa, Stuttgart 1982

Nietzsche, F.: Kritische Studien-Ausgabe, hrsg. v. G. *Colli* und M. *Montinari,* München, Berlin, New York 1988

Sartre, J.P.: Skizze einer Theorie der Emotionen (1939), in: Transzendenz des Ego, Reinbek bei Hamburg 1964

Sartre, J.P.: Das Sein und das Nichts (1943), Reinbek bei Hamburg 1976

Schipperges, H.: Am Leitfaden des Leibes. Zur Anthropologie und Therapeutik Friedrich Nietzsches, Stuttgart 1975

Schultz-Henke, H.: Lehrbuch der analytischen Psychotherapie, Stuttgart 1951

Selvinvi Palazzoli, M.: Magersucht, Stuttgart 1982

Siebeck, R.: Medizin in Bewegung, Berlin 1949

Simmel, E.: Über die Psychogenese von Organstörung und ihre psychoanalytische Behandlung (1931), in: Psychoanalyse und ihre Anwendungen, hrsg. v. L.M. *Hermanns* und U. *Schultz-Venrath,* Frankfurt/M. 1993 *Straus, E.:* Psychologie der menschlichen Welt, Berlin, Göttingen, Heidelberg 1960

Thomä, H.: Anorexia nervosa, Stuttgart 1961

Weil, A.: Heilung und Selbstheilung, Weinheim 1988

Weiss und *English:* Psychosomatic Medicine, London 1958

Weizsäcker, V.v.: Gesammelte Schriften, hrsg. v. P. *Achilles* et.al., Frankfurt/M. 1986

Wittkower, E.D. und *Petow, H.:* Zur Psychogenese des Asthma bronchiale, Zeitschrift f. Klin. Medizin, 119, 1932

Wyss, D.: Der psychosomatisch Kranke, Göttingen 1987

Wyss, W. v.: Aufgaben und Grenzen der Psychosomatischen Medizin, Berlin 1955

Ziegler, A.J.: Krankheitsbilder – Elemente einer archetypischen Medizin, Frankfurt/M. 1989

Weitere Titel aus dem Königsfurt Verlag

Horst-Eberhard Richter / Elmar Brähler (Hg.):
Abschied vom Ego-Kult. Die neue soziale Offenheit.
ISBN 3-933939-00-3. *Wertewandel und neue Wege.*

Josef Rattner: Grundlagen ganzheitlichen Heilens.
Einführung in die Psychosomatik.
ISBN 3-933939-17-8. *Ratgeber für jeden Haushalt.*

Paul Letter: Paracelsus. Leben und Werk.
ISBN 3-933939-24-0. Hardcover, zahlreiche Abb. *Neue Quellen.*

Horst Obleser: Parzival. Ein Initiationsweg und seine Bedeutung.
ISBN 3-933939-26-7. *Die Gralslegende psychologisch gedeutet.*

Ulrich Magin: Ausflüge in die Anderswelt.
ISBN 3-933939-25-9. *Bedeutungen rätselhafter Phänomene.*

Pierre Niccart: Du bist was du vergißt. Ein Erlebnisbuch.
ISBN 3-933939-23-2, farbig. *Faszinierende Erfahrungen.*

Laura Hermes: Aphrodites Traum – Traumdeutung in der Antike.
ISBN 3-933939-28-3. *Unterhaltsam und informativ.*

Klausbernd Vollmar: Sich erfolgreich träumen.
ISBN 3-933939-07-0. *Die DreamCreativity®-Methode.*

Kb. Vollmar & J. Fiebig: Traum und Traumdeutung.
ISBN 3-933939-01-1. *Reihe: erleben und verstehen.*

Frederik Hetmann: Märchen und Märchendeutung.
ISBN 3-933939-02-X. *Reihe: erleben und verstehen.*

Hans Dieckmann: Zauber aus 1001 Nacht. Märchen und Symbole.
ISBN 3-933939-09-7. *Ein Klassiker der Märchenforschung.*

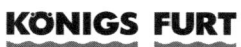

KÖNIGS FURT

Laura Hermes

Aphrodites Traum – Traumdeutung in der Antike.

ISBN 3-933939-28-3. Paperback, 208 Seiten.

Wissen Sie, woher das Wort Klinik stammt? Zur Zeit der alten Griechen legte man sich in den Tempeln des Asklepios (Äsculap) auf die Schlafbank *Kline*. Die Tempelrituale, nicht zuletzt die unter der *Kline* kriechenden Schlangen, sorgten für nachhaltige Träume. So wurde mit dem Tempelschlaf die Methode der Trauminkubation erfunden, und die Deutung der dabei erzielten Träume diente als Grundlage seriöser medizinischer Heilbehandlung.

Diese spannende Studie über den Traum in der Antike ist leichtfüßig und unterhaltsam geschrieben. Nebenbei enthüllt sie Sigmund Freuds Klassiker-Quellen und bietet ein verblüffend aktuelles ABC der Traum-Symbole (aus dem Traumbuch des Artemidor). Lebenshilfe aus der Antike!

»Die Publizistin Laura Hermes nimmt ihre Leser mit auf einen ebenso kurzweiligen wie informativen Streifzug durch das Reich der Traumdeutung der Antike« (*Neue Zürcher Zeitung*). – »Die Materie ist fesselnd (...), und sie wird in dem vorliegenden Buch auch fesselnd dargeboten. In sieben Kapiteln lösen Betrachtungen der Autorin und Auszüge aus wichtigen Quellen einander ab. (...) Kulturhistorische Monographien, die lesbar, belehrend und unterhaltsam sind, werden (...) weit unter Bedarf produziert – hier ist eine« (*Frankfurter Allgemeine Zeitung*).

Im Buchhandel erhältlich.

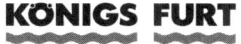
KÖNIGS FURT

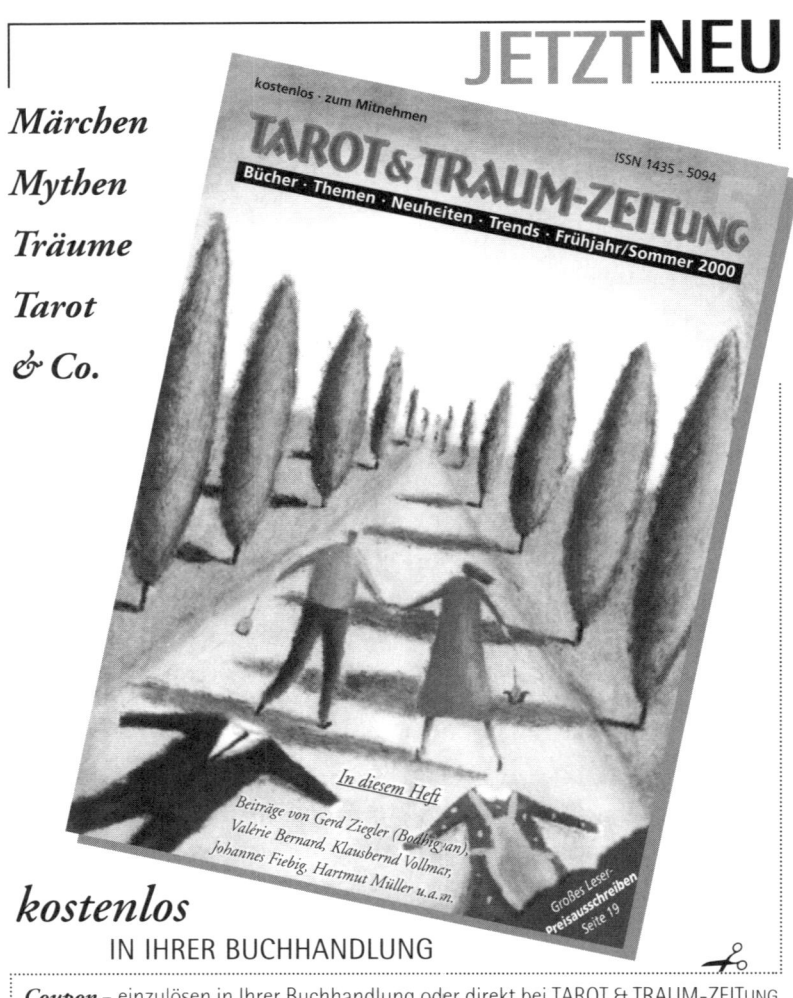